Travail du Laboratoire de la Clinique gynécologique de la Faculté
(Hôpital Broca)

Dr X. BENDER

LES

Kystes racémeux

DE L'OVAIRE

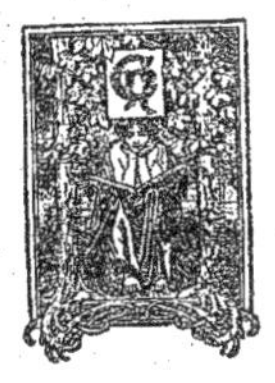

PARIS
C. NAUD, ÉDITEUR
3, RUE RACINE, 3

1904

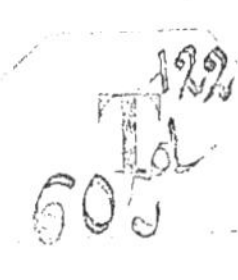

Dr X. BENDER

ANCIEN INTERNE DES HOPITAUX ET DE LA MATERNITÉ
PRÉPARATEUR A LA CLINIQUE GYNÉCOLOGIQUE DE L'HOPITAL BROCA
LAURÉAT DE LA FACULTÉ DE MÉDECINE
MEMBRE DE LA SOCIÉTÉ ANATOMIQUE

LES
Kystes racémeux
DE L'OVAIRE

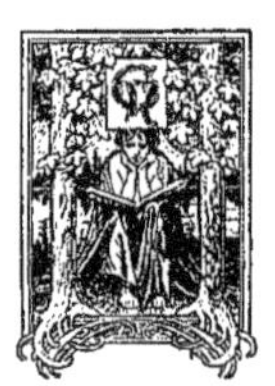

PARIS

C. NAUD, ÉDITEUR

3, RUE RACINE, 3

1904

A MON MAITRE

M. LE PROFESSEUR S. POZZI

MON CHER MAITRE,

Voici trois ans bientôt que j'ai l'honneur d'être votre élève, trois ans durant lesquels vous m'avez témoigné, sans cesse, une affectueuse sollicitude dont je saurai garder le souvenir et dont j'espère me rendre digne. Permettez-moi de vous dédier ce travail et de vous adresser ici l'expression de ma profonde reconnaissance et de ma respectueuse affection.

X. BENDER.

TRAVAUX DU MÊME AUTEUR

1899.

Étude expérimentale sur les causes de mort après ligature brusque de la veine porte. (En collaboration avec M. le Dr CASTAIGNE.)
Archives de méd. expériment. et d'anat. path., 1899, n° 6, p. 751.

De l'insuffisance hépatique. (En collaboration avec M. le D^r CAS-
TAIGNE.)
Mémoire inédit couronné par la Faculté de médecine. Prix Saintour, 1899.

1900.

La tuberculose de la rate.
Gazette des hôpitaux, 31 mars et 7 avril 1900.

Ostéome du biceps brachial développé autour d'un corps étranger.
Bull. et Mém. de la Soc. anat., 1900, p. 752.

Kyste dermoïde de l'ovaire contenant du tissu thyroïdien. (En collaboration avec M. le Dr J. HEITZ.)
Bull. et Mém. de la Soc. anat., 1900, p. 756.

Kyste volumineux para-épididymaire.
Bull. et Mém. de la Soc. anat., 1900, p. 756.

Hernie crurale appendiculaire. Appendicite herniaire.
Bull. et Mém. de la Soc. anat., 1900, p. 756.

Sur une variété nouvelle de torsion de l'épiploon. (En collaboration avec M. le Dr J. HEITZ.)
Bull. et Mém. de la Soc. anat., 1900, p. 957.

Cysto-épithéliome des deux ovaires. Propagation à l'épiploon.

Greffe secondaire sur la muqueuse utérine. (En collaboration
avec M. le Dʳ J. HEITZ.)
> *Bull. et Mém. de la Soc. anat.*, 1900, p. 963.

Épiploon polykystique d'origine ovarienne. (En collaboration avec
M. le Dʳ J. HEITZ.)
> *Bull. et Mém. de la Soc. anat.*, 1900, p. 961.

1901.

L'épreuve du bleu de méthylène d'après les travaux étrangers.
(En collaboration avec M. le Dʳ CASTAIGNE.)
> *Revue générale. Gazette des hôpitaux*, 3 août 1901.

*Un cas d'épilepsie jacksonienne débutant par la déviation conju-
guée de la tête et des yeux, avec autopsie.* (En collaboration
avec M. le Dʳ J. HEITZ.)
> *Société de neurologie*, 2 juin 1901.

Des torsions de l'épiploon. (En collaboration avec M. le Dʳ J. HEITZ.)
> *Revue de gynécologie et de chirurgie abdominale*, 1901, nᵒ 4, p. 611.

*Avortement. Streptococcie à forme hyperthermique nerveuse.
Balnéation froide. Guérison.*
> In *Thèse* de BLUYSEN, Paris, 1901.

*Lymphangite du membre inférieur droit. Streptococcie généra-
lisée; ostéomyélite à streptocoques. Guérison.*
> In *Thèse* de BLUYSEN, Paris, 1901.

1902.

Tumeur papillomateuse du cuir chevelu. (En collaboration avec
M. le Dʳ PÉRAIRE.)
> *Société anat. de Paris*, mars 1902.

*Épithélioma du corps de l'utérus avec petits fibromes. Hystérecto-
mie abdominale totale. Guérison.* (En collaboration avec M. le
Dʳ F. JAYLE.)
> *Bull. et Mém. de la Soc. anat.*, 1902, p. 282.

Cysto-épithélioma primitif des deux ovaires développé après une hystérectomie abdominale pour cancer du col. (En collaboration avec M. le Dr F. JAYLE.)

Bull. et Mém. de la Soc. anat., 1902, p. 284.

Kyste végétant de l'ovaire gauche. Dégénérescence épithéliale secondaire de la trompe gauche, de l'utérus et de la trompe droite. Propagation au grand épiploon. (En collaboration avec M. le Dr BEAUSSENAT.)

Bull. et Mém. de la Soc. anat., 1902, p. 396.

Un cas de maladie de Paget du mamelon. (En collaboration avec M. le Dr BEAUSSENAT.)

Bull. et Mém. de la Soc. anat., 1902, p. 419.

Hyperglobulie rouge expérimentale par injection intrasplénique de cultures atténuées de tuberculose humaine. (En collaboration avec M. le Dr LEFAS.)

Soc. de biologie, 28 juin 1902.

1903.

Rupture traumatique de la symphise pubienne au cours d'une basiotripsie. (En collaboration avec M. le Dr THEUVENY.)

Soc. d'obstétrique, de gynécologie et de pédiatrie, 9 février 1903.

Un cas de cylindrome de l'avant-bras. (En collaboration avec M. C. DANIEL.)

Bull. et Mém. de la Soc. anat., 1903, p. 166.

Cylindrome de la face récidivé.

Bull. et Mém. de la Soc. anat.. 1903, p. 175.

Sarcome fuso-cellulaire du cuir chevelu développé au niveau d'une loupe opérée six mois auparavant. (En collaboration avec M. le Dr BEAUSSENAT.)

Bull. et Mém. de la Soc. anat., 1903, p. 179.

Salpingo-ovarite à pédicule tordu. Appendicite. (En collaboration avec M. le Dr BEAUSSENAT.)

Bull. et Mém. de la Soc. anat., 1903, p. 183.

Note sur trois cas d'appendicite. (En collaboration avec M. le
Dr Péraire.)
> *Bull. et Mém. de la Soc. anat.*, 1903, p. 224.

*Volumineux fibro-myomes des deux ovaires. Transformation
kystique de la tumeur développée aux dépens de l'ovaire gauche.*
(En collaboration avec M. le Dr J. Heitz.)
> *Bull. et Mém. de la Soc. anat.*, 1903, p. 241.

*Appendicite gangréneuse. Perforation à la 43e heure et infection
péritonéale généralisée. Laparotomie. Disparition de tous les
symptômes. Reprise au 6e jour. Mort.* (En collaboration avec
M. le Dr R. Picqué.)
> *Bull. et Mém. de la Soc. anat.*, 1903, p. 244.

Tumeur de l'avant-bras. (En collaboration avec M. le Dr Péraire.)
> *Bull. et Mém. de la Soc. anat.*, 1903, p. 328.

Recherches sur l'état du sang dans les kystes de l'ovaire. (En
collaboration avec M. le Pr Pozzi.)
> *Soc. d'obstétrique, de gynécologie et de pédiatrie*, 6 juillet 1903.

*Sur la prolongation anormale de la gestation dans les cas d'anen-
céphalie.* (En collaboration avec M. A. Léri.)
> *Soc. de biologie*, 25 juillet 1903.

*De l'atrophie constante des capsules surrénales chez les anencé-
phales.* (En collaboration avec M. A. Léri.)
> *Soc. de biologie*, 25 juillet 1903.

Recherches sur l'état du sang dans les kystes de l'ovaire.
> *Revue de gyn. et de chir. abd.*, 1903, n° 4, p. 579.

Des kystes racémeux de l'ovaire. (En collaboration avec M. le D^r
F. Jayle.)
> *Revue de gyn. et de chir. abd.*, 1903, n^e 5, p. 755.

*Tuberculose hypertrophique, pseudo-éléphantiasique, non ulcé-
reuse de la vulve.* (En collaboration avec M. le Dr P. Petit.)
> *Société anatomique*, décembre 1903.

Tumeur du gros orteil présentant les caractères du botryomycome.
(En collaboration avec M. le Dr Dartigues.)
> *Société anatomique*, 15 décembre 1903.

Petite tumeur du doigt présentant les caractères du botryomycome. (En collaboration avec M. le Dr Dartigues.)

> *Société anatomique*, 15 décembre 1903.

Sur une forme hypertrophique, non ulcéreuse, de tuberculose de la vulve. (En collaboration avec M. le Dr P. Petit.)

> *Revue de gyn. et de chir. abd.*, 1903, n° 6, p. 947.

1904.

Épithélioma primitif de la vulve. (En collaboration avec M. C. Daniel.)

> *Société anatomique*, 22 janvier 1904.

Tuberculose ulcéreuse vulvo-périnéale. (En collaboration avec M. Nandrot.)

> *Société anatomique*, 5 février 1904.

INTRODUCTION

J'ai eu l'occasion d'observer, il y a quelques mois,
dans le service de mon maître, M. le P⟨r⟩ Pozzi, une tumeur
polykystique de l'ovaire, très différente, au point de vue
de sa configuration extérieure, des kystes de l'ovaire que
l'on observe communément et qui ne correspondait à
aucune des formes actuellement décrites dans nos traités
classiques. Il n'existait pas d'enveloppe kystique commune et la tumeur était constituée par une agglomération
de vésicules de dimensions variables, isolées ou accolées,
à deux ou trois ensemble, par leur base et toutes plus ou
moins nettement pédiculées. L'ovaire n'était pas trans-
formé en kystes dans sa totalité; il était sclérosé, augmenté de volume, mais avait conservé, dans la plus
grande partie de son étendue, une apparence voisine de
la normale. Les diverses vésicules se réunissaient par
leur pédicule pour s'insérer sur une surface assez limitée,
au niveau de l'extrémité interne et de la face postérieure
de l'organe. L'ensemble de la tumeur avait l'aspect d'une
grappe. Nous étions donc en présence d'une de ces
tumeurs de physionomie si particulière, mentionnées

par Koeberlé, bien décrites par Olshausen sous le nom
de « *kystes racémeux de l'ovaire* » et dont il n'existe, dans
la science, qu'un petit nombre d'observations authen-
tiques.

Il s'agissait d'une malade opérée par mon excellent
ami, M. le Dr Jayle, chef de clinique. Je pratiquai l'examen histologique de la tumeur et nous publiâmes, en
collaboration, cette observation, accompagnée d'une
étude d'ensemble sur les kystes racémeux de l'ovaire (1).

Dans ce travail, nous avions pu mettre en évidence
quelques points intéressants concernant l'anatomie
pathologique et la pathogénie de cette singulière variété
de kystes ovariques. Les recherches que j'ai continuées
depuis cette époque ont pleinement confirmé mes premières constatations. Cela m'a décidé à reprendre
aujourd'hui cette question et à en faire le sujet de ma
thèse inaugurale. Je ne crois pas faire œuvre inutile en
attirant, une fois de plus, l'attention des gynécologistes
sur les kystes racémeux de l'ovaire. Tous les faits que j'ai
pu recueillir montrent bien que ces tumeurs méritent
d'être individualisées dans la grande classe des kystes
de l'ovaire. Les kystes racémeux se présentent avec des
caractères particuliers, une physionomie propre tant au
point de vue clinique qu'au point de vue anatomique et
j'espère que ces recherches auront contribué à jeter un
peu de lumière sur leur pathogénie demeurée, jusqu'ici,
fort obscure.

---

(1) F. JAYLE et X. BENDER. Les kystes racémeux de l'ovaire. *Revue de
gynécologie et de chirurgie abdominale*, 1903, n° 5, p. 755.

I

HISTORIQUE

Les kystes racémeux de l'ovaire n'ont pas une histoire très ancienne. Le premier auteur qui ait signalé l'existence de cette forme particulière de kystes ovariques est certainement *Kœberlé* (1878). La description qu'il donne est, d'ailleurs, des plus concises et il se borne à écrire, simplement, dans son article du *Dictionnaire Jaccoud* (1), au chapitre de l'anatomie pathologique des kystes de l'ovaire : « *Dans une autre variété, les kystes se développent vers l'extérieur de l'ovaire sous la forme de kystes agminés, en grappe.* » Kœberlé ne donne pas d'autres détails et renvoie, pour la démonstration, à deux figures, d'ailleurs absolument caractéristiques et que nous reproduisons, plus loin, avec les observations.

Ce cas a passé tout à fait inaperçu, au moins en France et, s'il est vrai que Kœberlé est le premier auteur qui ait observé un kyste racémeux de l'ovaire, il est

---

(1) Kœberlé, in Jaccoud. *Nouveau Dictionnaire de médecine et de chirurgie pratiques*, 1878, t. XXV, p. 5r3, fig. 1r3.

juste de reconnaître que *Olshausen* (1) est le premier à avoir donné une bonne description et une étude détaillée de cette variété de tumeurs. L'auteur allemand publiait, en effet, en 1884, en se basant sur deux observations personnelles un travail sur : « *Une forme particulière de kystes ovariques.* »

La description de Olshausen peut être résumée de la façon suivante : « Les kystes faisaient tellement saillie qu'ils n'adhéraient à la tumeur que par une mince surface. Certains n'y étaient appendus que par un pédicule très grêle. La plupart des vésicules étaient petites, mais certaines atteignaient le volume du poing et même plus. Les parois étaient minces et transparentes, très friables ; le contenu était habituellement très fluide, clair ou légèrement jaunâtre, parfois légèrement visqueux. Il n'existait pas d'enveloppe kystique commune et l'ensemble ressemblait extraordinairement à une môle vésiculaire dont les vésicules auraient eu des dimensions colossales ou à une énorme grappe de raisin. »

Pour ce qui concerne la structure histologique des kystes, Olshausen signale que les vésicules étaient constituées par une enveloppe conjonctive tapissée intérieurement par un épithélium. Dans l'un des cas, le révêtement épithélial était formé par des cellules cylindriques ciliées, dans l'autre par des cellules cubiques basses.

---

(1) OLSHAUSEN. Ueber eine eigenthümliche art Ovarieller Kystome. *Centralbl. für Gyn.*, 1884, n° 43, p. 673. — OLSHAUSEN. Traubenförmige Ovarialkystome, in : Krankheiten der Ovarien. *Deutsche Chirurgie.* Lief. LVIII, p. 75.

Olshausen déclarait n'avoir trouvé dans la littérature médicale que le cas de Kœberlé, que j'ai signalé plus haut, et un cas de *Baumgarten* (1). Il avait bien compris que ces tumeurs méritaient d'être individualisées parmi les kystes de l'ovaire et il leur consacra, par la suite, un chapitre particulier dans son Traité des maladies de l'ovaire sous le nom de « kystes racémeux » : « *Traubenförmige Ovarialkystome*. » Les classiques allemands, *Martin* (2) dans son Traité des maladies des ovaires, *Pfannenstiel* (3) dans le Traité de gynécologie de J. Veit, *Gebhard* (4), dans son Traité d'anatomie pathologique gynécologique, ont consacré cette individualité des kystes racémeux.

La description de Olshausen était parfaitement claire et tout à fait caractéristique ; elle a été le point de départ des travaux qui, par la suite, ont été publiés sur ce sujet.

Ce sont, en 1886, les trois observations de *Winckel* (5), en 1887, le cas de *Cohn* (6), en 1888, quatre cas de *Hofmeier* (7).

----

(1) BAUMGARTEN. Ein Fall von einfachen Ovarialkystom mit Metastasen. *Virchow's Archiv*, 1884, Bd XCVII, p. 1.

(2) MARTIN. Die Krankheiten der Ovarien. Leipzig, 1899, p. 323.

(3) PFANNENSTIEL. In J. Veit's : *Handbuch der Gynäkologie*, Bd III, p. 344.

(4) GEBHARD. Pathologische Anatomie der weiblichen Sexualorgane. Leipzig, 1899, p. 323.

(5) WINCKEL. Traubenförmige Ovarialkystome, in *Lehrbuch der Frauenkrankheiten*, 2e éd. Leipzig, 1890, p. 487.

(6) COHN. *Gesellschaft für Geb. und Gyn. zu Berlin*, 28 janvier 1887.

(7) HOFMEIER. *Manuel de gynécologie opératoire*, trad. Lauwers. Paris, 1889.

En 1893, paraît un travail intéressant, la communication de *Chalot* (1), au Congrès français de chirurgie, avec un cas nouveau.

En 1894, deux nouvelles observations sont publiées par *Odebrecht* (2) et par *Werth* (3).

En 1901 paraît le cas fort bien étudié de *Amann* (4) et enfin, en 1902, le cas de *Hellier* et *Smith* (5).

Il est juste de rapprocher de ces diverses observations un cas observé par mon maître, M. le Pr *Pozzi* (6) et figuré par lui dans son Traité de gynécologie. La tumeur était formée par de petits kystes agglomérés, accolés les uns aux autres. M. Pozzi proposait de désigner ce type anatomique très défini sous le nom de *maladie kystique de l'ovaire*. Il s'agissait très probablement, dans ce cas, d'un kyste racémeux. C'est l'opinion actuelle de M. Pozzi et je rattacherai, en conséquence, ce dernier cas aux observations qui forment la base de ce travail.

Nous réunissons ainsi un ensemble de 18 obser-

---

(1) Chalot. *Comptes rendus du VIIe Congrès français de chirurgie.* Paris, 1893, p. 359.

(2) Odebrecht. Beerenförmiges Ovarialkystom. *Gesellschaft für Geb. und Gyn. zu Berlin*, 8 juin 1894, in *Zeitschrift für Geb. und Gyn.*, 1895, Bd XXXI, p. 185.

(3) Werth. Demonstration dreier eigenthümlicher durch Laparotomie gewonnener Parovarialtumoren. *Physiolog. Verein in Kiel*, 20 mai 1895, in *Münchener med. Wochenschr.*, 1895, p. 745.

(4) J.-A. Amann. Das polypöse Kystom des Ovarium. *Monatsschrift für Geb. und Gyn.*, 1901, Bd XIV, p. 31.

(5) J.-B. Hellier et W. Maule Smith. Multilocular cystic tumour growing from region of ovary. *The Journ. of obst. and gyn. of the brit. Empire*, n° 2, août 1902, p. 124.

(6) S. Pozzi. Traité de gynécologie, 3e édit. Paris, 1897, p. 684, fig. 388 et 389.

vations qui, jointes à celle que j'ai publiée avec Jayle, nous donnent un total de 19 cas actuellement connus.

Quelle est la valeur de ces différentes observations?

Je dois dire, tout d'abord, que le cas de Baumgarten, signalé par Olshausen, ne me paraît pas devoir rentrer dans la classe des kystes racémeux de l'ovaire. On trouvera plus loin l'observation complète ; je rappellerai seulement ici que la tumeur était constituée par trois kystes réunis par leur pédicule. Le plus volumineux avait les dimensions d'une tête d'adulte, les deux autres étaient sensiblement plus petits. Il semble que l'on se trouve en présence d'un kyste lobulé, comme on en observe encore assez fréquemment, bien plutôt que d'un kyste racémeux. Ceci est d'ailleurs l'avis de Gebhard qui fait de grandes réserves au sujet du cas de Baumgarten.

Les trois cas de Winckel, et les quatre cas de Hofmeier sont représentés par de courtes descriptions dans les Traités de gynécologie de ces deux auteurs et, s'ils doivent évidemment être enregistrés à titre documentaire, ils ne peuvent guère servir de base à une description. Winckel, cependant, reproduit dans son livre une bonne figure d'un des trois cas qu'il eut l'occasion d'observer.

Le cas de Odebrecht, publié par cet auteur comme un cas de kyste racémeux de l'ovaire, a été révoqué et mis en doute par C. Rüge(1). Olshausen, se basant sur la seule confi

---

(1) Rüge. *Verhandlungen der Gesellsch. für Geb. u. Gyn. zu Berlin*, 13 juli 1894, in *Zeitschrift für Geb. u. Gyn.*, 1895, Bd XXXI, p. 240.

Bender. 2

guration extérieure de la tumeur, avait pensé qu'il s'agissait bien d'un kyste analogue à ceux dont il avait donné
la description. Mais Rüge, qui a repris l'étude histologique de ce kyste, affirme qu'il n'en est rien. Pour ce
dernier auteur, il s'agit simplement d'un kyste papillaire
déhiscent dont les végétations ont subi une dégénérescence myxomateuse de leur stroma et une transformation
kystique partielle.

Rüge dit avoir retrouvé sur la pièce quelques débris
de l'enveloppe kystique commune. Il est très affirmatif
dans ses conclusions et il semble bien qu'il ait raison.

Il est, en effet, tout à fait facile de confondre, à un
examen superficiel, les végétations œdématiées, myxo-
mateuses de certains papillomes ou kystes papillaires de
l'ovaire, avec les vésicules d'un kyste racémeux. Les
végétations papillaires dont le stroma a subi ce mode de
dégénérescence se gonflent, s'arrondissent et peuvent
en imposer pour de petites cavités kystiques, d'autant
plus que la liquéfaction du stroma peut être à peu près
complète. Mais le diagnostic différentiel entre les deux
variétés de tumeurs est facile à faire à l'examen histologique et Rüge insiste sur ce point. Dans les kystes
papillaires l'épithélium tapisse la surface des végétations ;
dans les kystes racémeux, au contraire, nous trouvons à
l'extérieur une enveloppe conjonctive et la cavité kystique est revêtue d'une couche épithéliale continue.

Il semble donc bien que le cas de Odebrecht soit
simplement un kyste papillaire myxomateux. Il en est
de même d'un cas de Veit (1) qui est cité par Amann

---

(1) Veit. Traubenförmiges Ovarialtumor. *Gesellschaft für Geb. und*

comme un cas de kyste racémeux. Et cependant la description de Veit est tout à fait caractéristique. Il dit, en propres termes : « La tumeur ressemblait absolument à une môle vésiculaire et rappelait tout à fait le cas publié récemment par Odebrecht. Il s'agissait cependant d'un kyste papillaire vrai dont la charpente conjonctive avait subi, en partie, une dégénérescence myxomateuse. »

Des cas analogues ont été observés par *Pfannenstiel* (1) et tout récemment par *Betschmann* (2) ; dans ce dernier cas la tumeur avait l'aspect « d'une grosse grappe de raisin à grains très serrés ».

Ce qu'il faut retenir de tout cela, c'est que la confusion entre les deux variétés de néoplasmes est possible, au moins à l'examen macroscopique seul ; elle ne résiste pas, je l'ai dit plus haut, à une étude histologique méthodique et précise.

Quoi qu'il en soit, après avoir éliminé les observations douteuses ou vraiment trop incomplètes pour pouvoir être avantageusement utilisées il nous reste en tout et pour tout : les trois cas figurés par *Kœberlé, Winckel* et *Pozzi,* et huit observations indiscutables et suffisamment détaillées. Ce sont les deux cas de *Olshausen,* les cas de

---

Gyn. zu Berlin, 9 novembre 1894, in *Zeitschrift für Geb. und Gyn.*, 1895, Bd XXXI, p. 454.

(1) PFANNENSTIEL. Ueber die papillären Geschwülste des Eierstocks. *Archiv für Gynäkologie*, Bd XLVIII, H. 3, 1895.

(2) BETSCHMANN. Ueber ein fibro-epitheliales traubiges Papillom des Ovarium und seine Beziehungen zu Keimepithelcysten. *Inaugural Dissertation* Zürich, 1902.

Cohn, Chalot, Werth, Amann, Hellier et Smith, et le cas que j'ai publié avec *F. Jayle.*

C'est en me basant sur ces documents que je vais essayer de donner une description, aussi brève que possible, des kystes racémeux de l'ovaire.

II

ANATOMIE PATHOLOGIQUE

Les kystes racémeux de l'ovaire présentent une forme particulière, absolument caractéristique, très différente de celle des kystes ovariques multiloculaires du type habituel. Tous les auteurs en donnent, dans leurs observations, une description sensiblement identique et sont unanimes à comparer ces tumeurs soit à d'énormes grappes de raisin, soit à des môles hydatiformes.

Le caractère essentiel de ces kystes, au point de vue morphologique, est d'être dépourvus de toute membrane d'enveloppe commune. Ils sont formés par la réunion d'un plus ou moins grand nombre de petits kystes isolés et distincts ; par une agglomération de vésicules présentant des formes et des dimensions très variables. Les plus petites sont grosses comme un pois, comme une cerise ; les plus volumineuses peuvent atteindre les dimensions d'une orange et même au delà, car on trouve signalé, dans quelques observations, que les poches les plus grandes durent être évacuées par ponction pour pouvoir être extraites au travers de la plaie abdominale.

Quelques-unes des ces vésicules kystiques sont sessiles, mais la plupart sont appendues à un pédicule plus ou moins allongé et généralement très grêle. Les pédicules se réunissent entre eux, groupant les vésicules à la façon d'une grappe de raisin à grains serrés, d'où le nom de « *kystes racémeux* », « *Traubenförmige Ovarialkystome* », donné par Olshausen à cette variété de tumeurs de l'ovaire.

Les parois de ces petits kystes sont remarquablement. minces et transparentes ; leur surface extérieure est lisse et unie ; elles présentent ordinairement une coloration jaune citrin ou gris rosé, quelquefois bleuâtre, opalescente ou irisée. Des vaisseaux très minces dessinent, à leur surface, de fines arborisations.

Toutes ces poches offrent une extrême friabilité ; elles se déchirent avec une grande facilité et leur pédicule se rompt à la moindre traction, si bien qu'il est à peu près impossible d'extraire la masse kystique en un seul bloc, au cours de la laparotomie. La plupart du temps, un certain nombre de vésicules se détachent et doivent être enlevées secondairement.

Dans le plus grand nombre des cas publiés, la transformation kystique était étendue à la totalité de l'ovaire, dont on ne retrouvait plus trace, au moins macroscopiquement. Mais, parfois, la tumeur se développe superficiellement, en un point limité de la surface ovarienne et il en résulte, alors, un aspect vraiment très particulier. La masse kystique apparaît implantée sur l'ovaire comme une sorte de parasite, à la façon d'une touffe de gui sur la branche d'un chêne.

C'est ainsi que, dans le cas de *Cohn* : « Le pédicule de la tumeur s'insérait au niveau de la partie la plus saillante de l'ovaire qui était environ doublé de volume mais qui, par ailleurs, ne présentait rien d'anormal. »

Il en était sensiblement de même dans le cas de *Hellier* et *Smith* où la masse polykystique se rassemblait sur un pédicule assez large, inséré au niveau de l'extrémité interne de l'ovaire.

Enfin, dans le cas que j'ai observé, l'ovaire droit, siège de la tumeur, était sclérosé, environ doublé de volume, mais avait conservé, dans la plus grande partie de son étendue, ses caractères normaux. La zone d'insertion de la tumeur était limitée à une surface assez réduite, irrégulièrement ovalaire, occupant l'extrémité externe et une partie de la face postérieure de l'ovaire.

Lorsqu'on incise la paroi des kystes, leur surface interne apparaît généralement lisse et unie. Parfois cependant, elle est parsemée de végétations, habituellement basses et discrètement disséminées (Werth).

Le *liquide* contenu dans les cavités kystiques présente, suivant les cas considérés, d'assez grandes variations. Le plus souvent, cependant, il s'agit d'un liquide séreux, incolore, citrin ou légèrement rosé ; dans d'autres cas, le liquide est plus ou moins visqueux et filant ; Chalot signale, dans son observation, que le liquide était : « épais, jaunâtre et filant comme du miel. » — Il est bon d'ajouter, par ailleurs, que les divers kystes qui composent la tumeur n'ont généralement pas un contenu identique ; tous les auteurs, bien au contraire, s'accordent pour signaler des variations importantes dans la nature du liquide qui, séreux et incolore dans une vésicule, apparaissait visqueux, jaunâtre ou rosé, dans une vésicule voisine. Ce fait n'a rien, d'ailleurs, qui doive nous surprendre ; on l'observe fréquemment, pour ainsi dire constamment, dans les kystes multiloculaires de l'ovaire qui présentent le type habituel.

La densité du liquide varie habituellement de 1 010 à 1 015 suivant les échantillons considérés ; elle peut être plus élevée et atteindre, par exemple, 1 022 comme dans le cas de Chalot.

Le liquide s'est toujours montré très alcalin, dans les cas où la réaction a été recherchée. — Il a toujours été trouvé très fortement albumineux ; divers auteurs (Olshausen, Chalot) y ont noté la présence de paralbumine.

L'examen microscopique du sédiment obtenu après centrifugation révèle habituellement la présence de quelques granulations graisseuses, de globules sanguins rouges et blancs et d'un petit nombre de cellules épithéliales desquamées.

Le *volume* des kystes racémeux de l'ovaire est susceptible de présenter de grandes variations. — La tumeur que j'ai eu l'occasion d'observer pesait 360 grammes seulement, mais il n'est pas rare d'observer des dimensions beaucoup plus considérables, par exemple le volume d'une tête d'adulte, comme dans le cas de Cohn ; de deux têtes d'adulte, comme dans le cas de Amann. Une des malades de Olshausen avait le ventre gros comme au dernier mois de la grossesse ; la tumeur enlevée par

Chalot pesait plus de 5 kilogrammes ; enfin, dans le cas de Kœberlé, l'ensemble des deux kystes atteignait près de 20 kilogrammes.

Mais quelque volumineuse que soit la tumeur, les caractères des différents éléments qui la constituent restent absolument identiques et tous les auteurs, je le répète, insistent sur ce fait primordial à savoir l'ab-sence de toute membrane d'enveloppe commune.

Disons enfin que dans la plupart des cas les kystes racémeux siégeaient d'un seul côté. Dans trois observa-tions seulement les tumeurs étaient bilatérales. Ce sont le cas de Kœberlé, le deuxième cas de Olshausen et l'un des cas de Winckel, celui-là même dont il donne une figure dans son Traité de gynécologie.

Anatomie pathologique microscopique. — Pour ce qui est de la structure histologique des kystes racémeux de l'ovaire, on peut dire, d'une manière générale, que chaque vésicule kystique est formée d'une paroi con-jonctive dont la face interne est tapissée par une couche épithéliale continue. La paroi conjonctive présente une épaisseur variable suivant les vésicules considérées ; elle est, en général, plus épaisse au niveau du pédicule et s'amincit progressivement, parfois à l'extrême au point de devenir véritablement pelliculaire. Cette membrane d'enveloppe est formée par du tissu conjonctif dense, fibrillaire, assez pauvre en éléments cellulaires, conte-nant un très petit nombre de vaisseaux.

Quant au revêtement épithélial, il règne, en ce qui le concerne, un certain désaccord entre les différentes observations publiées. — Dans le premier cas de Olshausen, dans le cas de Werth, les kystes étaient revêtus intérieurement d'une couche de cellules cylindriques ciliées. Dans le cas de Amann, l'épithélium était cylindrique, non cilié; dans le second cas de Olshausen et dans le cas de Chalot, il était formé par des cellules cubiques basses. Dans le kyste que j'ai observé, la structure de l'épithélium était plus complexe. Ce revêtement épithélial se présentait sous la forme d'une assise unique de cellules, tapissant régulièrement la face interne des kystes, se moulant sur de légères élevures que dessinait le tissu conjonctif sous-épithélial, en forme de petites saillies allongées ou bien au contraire arrondies et mousses. En d'autres points, on voyait l'épithélium s'enfoncer dans le stroma sous-jacent formant de petites invaginations d'apparence glandulaire, généralement très courtes et s'arrêtant à peu de distance de la surface. Ces diverses formations ne s'observaient d'ailleurs qu'au voisinage du pédicule, alors que la paroi présente une épaisseur relativement plus grande.

Tel est l'aspect que présentaient les coupes à un grossissement moyen. Mais, en employant un grossissement plus fort il était facile de reconnaître que le revêtement épithélial offrait, dans une même vésicule, des différences morphologiques très importantes suivant le point considéré. D'une manière générale, cet épithélium était constitué par des cellules cylindriques, pourvues, à leur extrémité libre, de cils vibratiles très nets. Le corps cellulaire était formé d'un protoplasma clair et transparent; le noyau, ovalaire, allongé parallèlement à l'axe de la cellule fixait avec énergie les matières colorantes. En déplaçant la coupe sous le microscope, on pouvait constater, en de nombreux points, des modifications profondes dans la forme des cellules ; on les voyait diminuer de hauteur, devenir cubiques, perdre leurs cils vibratiles, s'aplatir encore, se transformant en cellules plates avec un noyau dirigé parallèlement à la surface. En quelques points les contours des cellules s'estompaient, puis s'effaçaient et la paroi kystique apparaissait revêtue par une couche continue de protoplasma clair, semé régulièrement de petits noyaux arrondis et fortement colorés. Cet aspect était tout à fait comparable à celui du « *syncytium* » qui tapisse les villosités choriales. — On trouvait enfin, de place en place, entre les cellules ciliées, des éléments arrondis et plus clairs, à corps protoplasmique plus abondant, dont le noyau, mince et souvent incurvé, était refoulé vers l'une des faces ou vers la base de la cellule. C'étaient des cellules en voie de transformation muqueuse que l'on observait à tous les stades de leur évolution. Ces cellules refoulaient, en se distendant, les cellules ciliées avoisinantes et venaient finalement évacuer leur contenu dans la cavité du kyste.

Ces modifications dans la forme des éléments épithéliaux survenaient sans grande régularité topographique ; d'une manière générale l'épithélium paraissait s'aplatir progressivement à mesure qu'on se rapprochait de l'extrémité libre de la vésicule. Cette règle, toutefois, n'avait rien d'absolu et souffrait de nombreuses exceptions.

Au niveau où les parois des kystes étaient plus épaisses on observait parfois, dans l'épaisseur même de ces parois, de petites cavités tapissées par un épithélium identique à celui de la grande poche. Ceci nous explique le fait, constaté macroscopiquement, que certaines vésicules présentaient, à leur surface, des vésicules plus petites qui paraissaient greffées sur elles. Ces vésicules secondaires, véritables vésicules filles, dérivaient sans doute des formations épithéliales intrapariétales que je viens de signaler.

Quant à la surface extérieure, superficielle, des cavités kystiques, elle apparaissait dépourvue de tout revêtement épithélial, au moins dans la presque totalité de son étendue. Mais, au voisinage du pédicule, on constatait fréquemment l'existence, à la surface du kyste, d'une couche épithéliale formée par une assise unique de cellules cubiques, présentant une grande tendance à l'aplatissement et se continuant, sans démarcation, avec l'épithélium ovarien. J'aurai à insister tout particulièrement sur ce point en étudiant l'histogénèse des kystes racémeux.

Je renvoie, d'ailleurs, pour de plus amples explications, et pour la démonstration de tous ces détails histologiques, à l'observation complète et aux figures qui sont réunies à la fin de ce travail.

Ce qui ressort, en définitive, des observations publiées par les différents auteurs et des faits que j'ai personnellement observés, c'est qu'il n'y a pas lieu d'attribuer une forme spécifique et constante à l'épithélium des kystes racémeux de l'ovaire. Il faut le considérer, bien au contraire, comme étant susceptible de présenter les plus grandes variations.

III

PATHOGÉNIE — HISTOGÉNÈSE

Nous en sommes arrivés, maintenant, au point le plus intéressant de la question, à l'étude de la *pathogénie*, de l'*histogénèse* des kystes racémeux. Mais ici, dès le premier abord, nous avons une question assez embarrassante à résoudre.

Parmi les 11 observations de kystes racémeux que j'ai retenues, il en est huit où l'ovaire est indiqué très nettement comme ayant été le point de départ de la tumeur. Mais il en est trois où l'ovaire du côté correspondant à la tumeur était parfaitement sain et intact. Le kyste s'était développé au voisinage de l'ovaire mais en dehors de toute connexion avec lui; le pédicule venait s'insérer sur le ligament large. Ce sont les cas de *Olshausen* (1ᵉʳ cas), de *Werth* et de *Amann*. Il n'y a point lieu d'admettre ici une méprise; les détails sont donnés avec trop de précision pour cela et l'intégrité de l'ovaire a été bien et dûment constatée. Il suffit de se rapporter, pour s'en convaincre, aux observations que je reproduis avec tous les détails nécessaires. Dans ces trois cas, la tumeur avait manifestement une origine, je ne dirai pas para-ovarienne, ce qui impliquerait une notion de pathogénie, mais extra-ovarienne.

On se trouve donc en présence de ce fait avéré, évident, que des tumeurs d'un type particulier, des kystes racémeux peuvent se développer, avec des caractères morphologiques, cliniques et anatomiques absolument identiques, aux dépens de l'ovaire et, au moins en apparence, en dehors de cet organe.

J'envisagerai donc la pathogénie des kystes racémeux dans l'un et l'autre cas.

I. *Kystes racémeux à point de départ extra-ovarien*. — Il semble, *a priori*, difficile d'admettre que des tumeurs qui présentaient une analogie si remarquable, une ressemblance presque parfaite tant au point de vue de leur configuration extérieure que de leur structure histologique, aient pu se développer, tantôt aux dépens de l'ovaire, tantôt aux dépens d'éléments tissulaires d'une autre nature.

Pfannenstiel a bien émis l'hypothèse que ces tumeurs racémeuses extra-ovariennes avaient leur point de départ dans des restes embryonnaires du corps de Wolff. Mais cette hypothèse n'est pas une explication et elle soulève de grosses objections. En dehors du fait connu que les débris du corps de Wolff ne donnent habituellement naissance qu'à des kystes uniloculaires, il y a ce fait, beaucoup plus important, de l'absence de toute enveloppe péritonéale autour des kystes racémeux. Je n'hésite donc pas à rejeter l'hypothèse de Pfannenstiel et je pense que les kystes racémeux doivent prendre naissance dans un tissu matriculaire identique, qu'ils naissent dans l'ovaire lui-même ou en dehors de lui. C'est l'impression qui se dégage inévitablement d'une étude comparative des diverses observations publiées.

Cette question a, d'ailleurs, été envisagée très judicieusement par Amann (1). Cet auteur avait constaté la présence, en plusieurs points de sa tumeur, de petites parties solides présentant, à l'œil nu et au microscope, l'apparence du tissu ovarien. C'est évidemment dans ces formations que devait être recherché le point de départ du néoplasme. Mais d'où pouvaient provenir ces débris de tissu ovarien, puisque l'ovaire avait été vu avec son apparence et sa situation normales, au voisinage du point d'implantation de la tumeur ?

Il est tout à fait logique d'admettre, comme le fait Amann, que la masse polykystique s'était développée aux dépens d'un de ces amas de substance ovarienne que l'on retrouve fréquemment sur le ligament large, aux alentours de l'ovaire, et auxquels on a donné le nom d'ovaires accessoires. Ces formations peuvent présenter un volume plus ou moins considérable, et constituer parfois, ainsi qu'on l'a vu, de véritables ovaires surnuméraires. La genèse de ces ovaires accessoires est assez complexe. Ils peuvent résulter de la formation de cellules germinatives en dehors de l'éminence génitale, les éléments ainsi formés se développant pour leur propre compte en un point quelconque des ligaments larges (Sedgwik-Minot, Nagel, Renaut, Amann). Ils peuvent

---

(1) AMANN, *loc. cit.*

représenter également des fragments de tissu ovarien séparés de l'ébauche principale par un mécanisme quelconque, au moment de la migration (Grohe, Schantz, Klob). Ces anomalies peuvent enfin se produire après la naissance par torsion, élongation, division de l'ovaire par une bride péritonéale, etc. (Klebs, Olshausen, Engström, von Lumniczer, Fischel, von Winckel, Gaillard-Thomas, etc.).

Or c'est un fait bien connu que si ces ovaires accessoires restent le plus souvent silencieux et constituent de simples curiosités anatomiques, ils peuvent néanmoins, dans certains cas, devenir le siège de tumeurs de diverse nature.

Les observations en sont relativement assez nombreuses.

Je rappellerai, seulement, pour mémoire, les cas de *Bassini* (1), *Klebs* (2), *Winkler* (3), *Galabin* (4), *Thumim* (5), qui observèrent des kystes mucoïdes développés aux dépens d'ovaires accessoires; les cas de *Franz* (6), *Sippel* (7),

---

(1) Bassini. *Comptes rendus du Vᵉ Congrès des chirurgiens italiens.* Naples, 1888.

(2) Klebs. *Monatsschrift für Geburtskunde und Frauenkrankheiten,* 1864, Bd XXIII, p. 465.

(3) Winkler. *Archiv für Gynäkologie,* Bd XIII.

(4) Galabin. Papillomatous cyst of an accessory ovary. *Transact. of the obst. Soc. of London,* 1901, vol. IV, p. 267.

(5) Thumim. Ueberzählige Eierstöcke. *Archiv für Gynäkologie,* 1898, Bd LVI, p. 342.

(6) Franz. *Monatsschrift für Geb. und Gyn.,* 1898. Bd VIII, p. 39.

(7) Sippel. Drei Ovarien ; Dermoïd der beiden rechts gelegenen, etc. *Centralblatt für Gynäkologie,* 1889, p. 305.

Gsell (1), *Ruppölt* (2), *Neumann* (3), *Wilms* (4), où il s'agissait de kystes dermoïdes.

Tous ces faits permettent de conclure, avec une certitude presque absolue, que les kystes racémeux qui ne pro-
cèdent pas de l'ovaire lui-même, naissent, tout au moins,
d'éléments aberrants de tissu ovarien. L'observation de
Amann est tout à fait démonstrative à ce point de vue.

II. **Kystes racémeux développés aux dépens de
l'ovaire.** — J'en arrive maintenant aux kystes racémeux qui présentent nettement un point de départ ovarien. Quelle est leur signification ? Peut-on admettre que
ce sont de simples kystes folliculaires qui se sont progressivement pédiculisés à la surface de l'ovaire, énu-
cléés de la trame conjonctive ambiante ? — Cette hypothèse n'est pas admissible, car, dans aucun cas, l'examen
histologique n'a révélé aucun détail organique qui rap-
pelât la structure d'un kyste folliculaire. Dans le cas que
j'ai eu l'occasion d'étudier, il ne peut pas y avoir le
moindre doute à ce sujet ; l'épithélium qui tapissait les
cavités kystiques n'avait rien de commun avec les cellules
de la « granulosa » du follicule.

Il fallait donc chercher ailleurs l'origine des kystes

---

(1) Gsell. Ueber ein intraligamentär entwickelter Teratoma, etc. *Archiv
für Gynäkologie,* 1896, Bd LI.

(2) Ruppolt. Zur Kenntniss überzähliger Ovarien. *Archiv für Gynäkologie,* 1896, Bd LI.

(3) S. Neumann. Dermoïdcyste eines überzähligen Eierstockes mit Mali-
gnen Degeneration der Cystenwand. *Archiv für Gynäkologie,* 1899, Bd LVIII,
p. 185.

(4) Wilms. *Deutsches Archiv für Klin. Medizin,* 1895. Bd. 55.
Festschrift für Zenker.

racémeux. Je rappellerai, à ce propos, les recherches, déjà anciennes de *de Sinéty* et *Malassez* (1) et celles, plus récentes, de *von Kahlden* (2). Ces auteurs démontrèrent, à l'évidence, que, dans un bon nombre d'ovaires à petits kystes, les cavités kystiques ne provenaient pas de l'hydropisie des follicules de de Graaf mais dérivaient de la prolifération et de la transformation kystique d'enfoncements de l'épithélium germinatif. Les nombreuses figures qui illustrent le mémoire de von Kahlden ne laissent aucun doute à ce sujet:

Il était tout à fait logique d'attribuer une même origine aux kystes racémeux. Cette hypothèse avait déjà été émise par Amann, mais il était nécessaire d'en donner une démonstration et de vérifier son exactitude. J'ai, dans ce but, pratiqué des coupes en série sur un certain nombre de fragments de l'ovaire prélevés dans la partie intacte, à distance du pédicule de la tumeur. L'étude de ces coupes m'a fourni des résultats très intéressants. J'y ai trouvé, noyées dans le stroma ovarien, sous-jacentes à l'épithélium germinatif, une série de petites cavités kystiques de formes et de dimensions très irrégulières, se continuant très nettement, en certains points, avec l'épithélium germinatif, et tout à fait analogues aux figures décrites par *von Kahlden* et tout récemment par *Walthard* (3). Ces cavités kystiques, ces canaux épithéliaux

---

(1) De Sinéty et Malassez. Ovaires kystiques par néoformation épithéliale, in : Sur la structure, l'origine et le développement des kystes de l'ovaire. *Arch. de physiol. et d'anat. pathol.*, 1878, p. 48.

(2) Von Kahlden. *Beiträge zur path. anat. und. allg. Path.* Bd XXX. H. 1.

(3) Walthard. *Zeitschrift für. Geb. u. Gyn.* Bd 49. H. 2. 1903.

étaient tapissés par un épithélium essentiellement polymorphe. On trouvait, par places, des cellules cylindriques
ciliées ; en d'autres points des cellules cubiques qui
s'aplatissaient souvent, dans une même cavité kystique,
au point de devenir lamellaires ; ailleurs on reconnais-
sait, au milieu des éléments, quelques cellules caliciformes. Certains de ces kystes, pour ainsi dire embryonnaires, présentaient de petites végétations papillaires. Il
existait, en un mot, une identité parfaite entre l'épithélium qui tapissait ces formations et les éléments que
j'avais rencontrés dans les vésicules du kyste racémeux.
Il n'y avait plus, dès lors, aucune difficulté à admettre
que le kyste racémeux dérivait d'enfoncements, d'aspect
glandulaire, émanés de l'épithélium germinatif. Une
preuve absolument indiscutable en était donnée par
l'examen de coupes dirigées parallèlement à l'axe du pédicule d'un vésicule kystique et comprenant toute l'étendue
de ce pédicule ainsi que la surface de l'ovaire sur laquelle
il venait s'implanter. J'ai dit, plus haut, que la face
externe des vésicules était généralement dépourvue de
tout revêtement épithélial mais qu'on rencontrait constamment, au voisinage du pédicule, une assise de cellules cubiques se continuant, sans ligne de démarcation
aucune avec l'épithélium superficiel de l'ovaire dont elles
présentaient les caractères (voir fig. 5 et 6). Ceci me per-
mettait d'affirmer que les vésicules des kystes racémeux,
nées d'invaginations de l'épithélium germinatif, s'étaient
développées primitivement au-dessous de cet épithélium
dans l'intimité du stroma de l'ovaire.

Un dernier point restait à élucider. Par quel mécanisme les kystes racémeux acquièrent-ils une forme si caractéristique ? Chalot avait tenté de l'expliquer en admettant l'énucléation progressive de cavités primitivement contenues dans le stroma ovarien, évolution de tous points comparable à la dégénérescence kystique polypeuse qui se forme parfois au niveau du col de l'utérus. Il est bien possible qu'un certain nombre de kystes racémeux reconnaissent ce mécanisme, mais je pense que, dans la majorité des cas, le développement de la tumeur est un peu différent. Il arrive assez fréquemment qu'on observe, sur des ovaires enlevés au cours d'une laparotomie, de petites verrucosités, d'apparence fibreuse, développées à la surface de l'organe auquel elles sont rattachées par un pédicule plus ou moins large. Ces formations sont généralement aplaties, en forme de champignon ; elles présentent souvent des dimensions très réduites et peuvent facilement passer inaperçues. Quand on examine histologiquement ces petites verrucosités on constate qu'elles sont formées par une charpente conjonctive identique au stroma de l'ovaire avec lequel elle se continue. La surface libre est tapissée régulièrement par l'épithélium superficiel de l'ovaire qui en suit toutes les saillies, toutes les dépressions. On voit presque constamment cet épithélium former dans le stroma conjonctif de petites invaginations en doigt de gant, de petites cavités kystiques irrégulières. Que, pour une cause ou pour une autre, un certain nombre de ces kystes viennent à proliférer, ils distendront très rapidement la mince couche de tissu conjonctif qui les environne et il en résultera une tumeur polykystique qui, par avance, sera développée à la surface de l'ovaire et ne lui sera rattachée que par le pédicule plus ou moins distendu ou étalé qui supportait avant la verrucosité fibreuse. Ces fibro-papillomes peuvent être multiples et ainsi s'expliqueraient les cas où les kystes racémeux paraissaient avoir détruit la presque totalité du parenchyme ovarien.

Cette hypothèse était, *a priori,* très admissible et certains détails que j'ai observés, au cours de mes recherches histologiques, me paraissent de nature à en démontrer l'exactitude. On rencontrait, en effet, au voisinage du pédicule, une série de petites saillies solides, de consistance assez dure, ne différant guère, comme aspect, du tissu ovarien avoisinant. L'examen histologique démontra que c'étaient des formations identiques à celles dont je parlais ci-dessus. Elles étaient régulièrement revêtues par l'épithélium superficiel de l'ovaire et présentaient, à leur intérieur, une série de cavités kystiques dont quelques-unes étaient visibles à l'œil nu et étaient tapissées par une couche d'épithélium présentant les mêmes caractères et les mêmes variations que l'épithélium des vésicules du kyste racémeux. Il existait une identité frappante entre les éléments constitutifs de ces deux formes de lésions, en apparence si différentes, si bien qu'il était impossible de ne pas les considérer comme étroitement unies au point de vue pathogénique. Il est tout à fait probable que ces végétations solides, creusées de petits kystes, représentent le stade initial et que le kyste ovarique à forme racémeuse en est l'aboutissant ultime.

IV

SYMPTOMES ET DIAGNOSTIC

La symptomatologie des kystes racémeux est des plus obscures. C'est assurément, dans leur histoire, le chapitre le plus mal connu, sans doute en raison du petit nombre des cas observés. Le diagnostic en est extrêmement difficile et ne paraît pas avoir été fait, jusqu'ici, avant l'ouverture de l'abdomen.

La grande mobilité des kystes les uns sur les autres, la minceur parfois extrême de leurs parois, ne permettent pas d'obtenir, par la palpation, une sensation précise. Il est impossible de délimiter exactement une masse qui se déplace constamment et fuit sous le doigt à la moindre pression. Olshausen, Winckel avaient déjà signalé les difficultés que l'on éprouve à sentir la tumeur à travers la paroi abdominale, les résultats inconstants et, en apparence, contradictoires, qui sont fournis par la percussion.

Quelques auteurs, Olshausen et Chalot, en particulier, insistent cependant sur les caractères suivants : lorsque la malade est étendue sur le dos, on trouve de la sonorité dans les flancs et au-dessus de l'ombilic, de

la submatité dans la région sous-ombilicale et dans l'une
ou l'autre des fosses iliaques, dans les deux si la tumeur
est bilatérale ou très volumineuse. — Mais que l'on
vienne à déplacer la malade, à la faire coucher sur le
côté, par exemple, et les zones de matité et de sonorité
se modifient, s'entremêlent, si bien que l'on croit se
trouver en présence d'une ascite libre. — Il existait, à
vrai dire, un épanchement ascitique, dans un certain
nombre d'observations, mais les signes étaient aussi
fuyants, les résultats de la palpation et de la percussion
aussi inconstants dans les cas où l'opération démontra
qu'il n'y avait pas d'ascite.

Le toucher vaginal ne donne, également, que des
renseignements vagues, car la mobilité des kystes ne
permet d'apprécier ni leur consistance, ni leur volume.

Les signes cliniques ont été aussi inconstants, aussi
trompeurs, dans les cas même où les tumeurs présentaient de grandes dimensions, par exemple dans le cas
de Chalot où l'ensemble des kystes pesait plus de 5 kilogrammes et dans le cas de Amann où la masse polykystique atteignait le volume de deux têtes d'adulte.

Voici, par exemple, ce que dit Chalot : « En dépri-
mant brusquement la paroi, on sentait vaguement, dans
la profondeur du ventre, une masse un peu irrégulière,
quasi fuyante, un peu plus résistante que la masse intestinale, mal délimitée à sa périphérie, de forme hémisphé-
rique, ayant à peu près le volume d'une tête d'adulte,
sur l'origine et la nature de laquelle il est impossible de
se prononcer d'une façon catégorique. »

Dans le cas de Amann, on sentait une série de tumeurs

très mobiles et de consistance assez dure occupant principalement le côté droit de l'abdomen et paraissant se
continuer avec la corne utérine droite. Enfin, dans le cas
que j'ai publié avec Jayle, on sentait, dans la fosse
iliaque. droite, une masse située profondément et de
consistance rénitente, douloureuse. Il existait une submatité légère au niveau de la tumeur. — L'examen était
rendu encore plus difficile, dans ce cas, par l'existence
d'une défense musculaire très marquée ; ce signe était
dû sans doute à la douleur spontanée résultant d'une
hémorragie intrakystique survenue à la suite de la torsion du pédicule de la plus grosse des vésicules. — Par
le toucher vaginal, on sentait, dans le cul-de-sac postérieur, une masse dure, peu mobile, douloureuse, qui
paraissait être l'utérus rétrofléchi. A gauche, on sentait
très nettement les annexes, augmentées de volume, douloureuses. Le diagnostic posé avait été celui d'annexite
double, plus marquée à droite.

En résumé, nous voyons que les kystes racémeux qui
présentent, en raison de leur structure, une consistance
très molle, une mobilité extrême, se traduisent clinique-
ment par des signes inconstants et trompeurs.

On ne peut les explorer de façon complète ; il est
impossible de les délimiter avec précision, surtout lorsqu'ils s'accompagnent d'ascite, ce qui advient assez fréquemment. On pourra parfois les soupçonner, peut-être,
en raison de la discordance du volume du ventre avec les
signes perçus par la palpation, mais il sera bien difficile
d'en faire le diagnostic avec certitude et il est probable
qu'ils resteront, le plus souvent, une trouvaille opératoire.

V

PRONOSTIC

Le pronostic des kystes racémeux de l'ovaire paraît bénin, autant qu'on peut en juger à l'heure actuelle, en raison du petit nombre des cas publiés. Une seule fois, dans l'un des cas de Olshausen, il se produisit une récidive après l'opération, mais Olshausen dit explicitement que la tumeur n'avait pu être enlevée de façon complète en raison de diverses difficultés opératoires. Une seconde intervention dut être pratiquée au bout de deux mois, mais la malade ne put la supporter et mourut d'épuisement le sixième jour. La tumeur ne présentait, histologiquement, aucun signe de malignité. Dans tous les autres cas la guérison survint sans incidents et plusieurs malades ont été revues, en bonne santé, assez longtemps après leur opération.

Il semble donc que les kystes racémeux comportent, dans la plupart des cas, un pronostic tout à fait favorable. Ils partagent, en cela, la destinée des kystes ordinaires de l'ovaire, mais rien ne s'oppose, *a priori*, à ce qu'ils puissent, comme ces derniers, devenir le siège d'une transformation maligne, se propager aux organes voisins et donner naissance à des généralisations à distance.

VI

TRAITEMENT

Tout kyste de l'ovaire, diagnostiqué, doit être enlevé.
C'est une règle générale à laquelle les kystes racémeux
ne sauraient faire exception. Ils ne sont justiciables que
d'un seul mode de traitement : l'ovariotomie. Je n'ai pas à
reproduire, ici, la technique de la laparotomie, tant de
fois décrite. Je me bornerai à insister sur un point particulier. J'ai dit plus haut combien étaient friables les parois
des poches kystiques, combien leur pédicule était fra-
gile et se rompait facilement, même lorsque les manœuvres d'extraction de la tumeur étaient conduites avec une
douceur et une prudence extrèmes. C'est dire qu'il sera
malaisé d'enlever la masse polykystique en totalité, sans
laisser éparses dans la cavité abdominale quelques vésicules détachées qui disparaissent facilement au milieu
des anses intestinales, pour peu qu'elles ne soient pas
suffisamment protégées. Il faut donc explorer avec soin
le champ opératoire, enlever méticuleusement les vésicules ou les débris de poches, qui ont pu se détacher au
cours de l'intervention et ne refermer la paroi qu'après

s'être assuré qu'il ne reste plus, dans le ventre, aucun fragment de la tumeur.

Ceci est important à retenir, car l'observation de Olshausen nous apprend que les débris de kystes, semés sur le péritoine, peuvent proliférer à nouveau, donnant naissance à des kystes implantés sur les parois abdominales, sur les anses intestinales, et dont l'ablation complète sera très difficile, sinon impossible.

VII

OBSERVATIONS

—

OBSERVATION I

Kœberlé. *Kystes en grappe des deux ovaires.* — In Jaccoud. *Nouveau dictionnaire de médecine et de chirurgie pratiques*, 1878, t. XXV, p. 513, fig. 113.

L'auteur figure des tumeurs des deux ovaires pesant ensemble

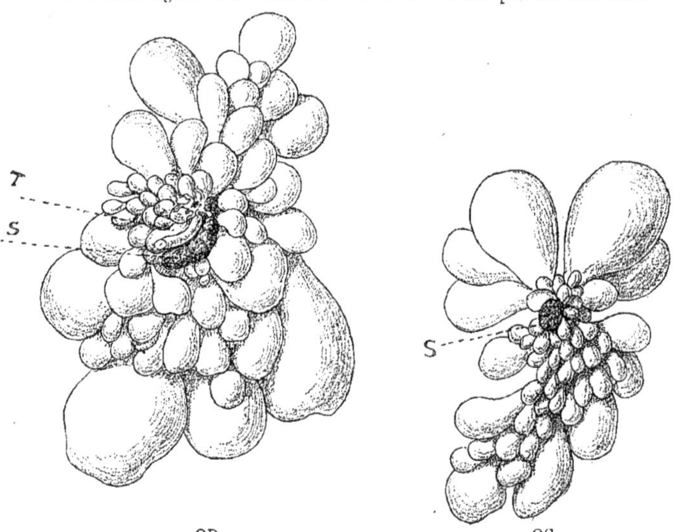

Fig. 1. — Kystes racémeux des ovaires. Cas de Kœberlé. — T, trompe; S, surface de section du pédicule; OD, tumeur développée aux dépens de l'ovaire droit; OG, tumeur développée aux dépens de l'ovaire gauche.

près de 20 kilogrammes et ajoute seulement, au cours de sa description des kystes ovariques, la courte mention suivante : « *Dans une autre variété, les kystes se développent vers l'extérieur de l'ovaire, sous forme de kystes agminés, en grappe.* »

OBSERVATION II (résumée).

BAUMGARTEN. *Ein Fall von einfachen Ovarialkystom mit Metasta- sen. — Virchow's Archiv.* 1884, Bd 47, p. 1.

La tumeur extirpée se compose de trois kystes réunis ensemble par leur pédicule. Le plus volumineux avait les dimensions d'une tête d'homme ; les parois avaient une épaisseur de 3 à 5 millimètres ; la surface interne, irrégulière, était tapissée par un épithélium pavimenteux à une seule assise : « *mit einer einfacher Pflaster- epithelschicht bekleidet* » (Examen histologique fait par Neumann). A ce kyste adhérait le segment externe de la trompe, long de 15 centimètres environ.

Le deuxième kyste, plus petit, avait sensiblement la forme d'une rate ; il présentait les dimensions suivantes : longueur : 10 centi- mètres ; largeur : 6 centimètres ; épaisseur : 4 centimètres. Les parois étaient dures et fibreuses ; la surface interne était hérissée de prolongements en forme de crêtes ; le contenu était formé par un liquide épais, brun sale, contenant en suspension de nombreux cristaux de cholestérine. Ce kyste était relié au premier par deux pédicules qui s'inséraient au voisinage de l'extrémité sectionnée de la trompe. L'un de ces pédicules était formé par une adhérence membraneuse, très vascularisée ; l'autre, par un cordon fibreux dur, cylindrique, tordu en spirale, épais de 3 millimètres environ, long de 1 centimètre.

Le troisième kyste était arrondi, présentant un certain nombre de bosselures, à parois très minces et très transparentes. Il était relié au premier kyste par un ligament court et fibreux qui allait également s'insérer au voisinage de l'extrémité sectionnée de la trompe.

Ces deux derniers kystes présentaient une enveloppe conjonc-

tive tapissée par une seule assise de cellules cylindriques, non
ciliées, alternant avec des cellules caliciformes.

Baumgarten ajoute à la description de sa tumeur les considé-
rations suivantes : « Cette tumeur reproduit absolument les caractères attribués communément aux kystes mucoïdes, au moins en
ce qui concerne les points principaux : nature du contenu, forme
de l'épithélium, structure des parois. Le seul caractère anormal
est le fait que la tumeur est constituée par trois kystes isolés, unis
ensemble par leur pédicule, tandis que, habituellement, les kystes
sont réunis par une enveloppe commune. Mais ce n'est qu'une différence de forme purement extérieure. »

OBSERVATION III

Observation I de OLSHAUSEN : *Uber eine eigenthümliche Art ovarieller Kystome. — Centralblatt für Gynäkologie*, 1884, n° 43,
p. 673.

Femme de 45 ans, X pare. Depuis plusieurs années les règles
sont devenues irrégulières et abondantes. Depuis deux ans, le ventre
a augmenté de volume ; au moment où la malade vient consulter,
il a des dimensions correspondant à une grossesse avancée. Lorsque la malade est étendue sur le dos, le ventre paraît étalé et
aplati. Fluctuation très nette, mais plutôt perceptible à la vue qu'à
la palpation. Il est impossible de déterminer les limites de la
tumeur ; on reconnaît seulement, dans la région hypogastrique et
à droite, une petite masse indurée. La percussion donne des résultats contradictoires. On trouve de la sonorité dans la plus grande
partie de l'abdomen ; les zones de matité et de sonorité se modifient quand la malade change de position.

Diagnostic : Tumeur de l'ovaire avec ascite.

Opération : le 28 juin 1880. Laparotomie. La tumeur, dont les
parois étaient extrêmement minces, était formée d'une agglomération de kystes isolés, pédiculés pour la plupart, à parois transparentes, et dont les plus volumineux durent être vidés par ponction. Quelques-uns étaient adhérents à l'appendice, au pavillon de

la trompe, au ligament large. En attirant la tumeur dans la plaie, on mit en évidence un pédicule qui ne contenait ni la trompe, ni le ligament ovarien.

L'ovaire correspondant présentait son volume normal et avait gardé ses rapports normaux avec l'utérus. Guérison maintenue au bout de deux ans.

Le liquide des kystes, clair et transparent, était fortement albumineux. La surface interne des kystes était revêtue, en grande partie, par un épithélium cilié.

Cette observation montre bien les particularités cliniques et les difficultés du diagnostic dans cette variété de tumeurs. La minceur des parois rendait impossible une délimitation précise ; la fluctuation très nette, superficielle, et la mobilité des zones de matité et de sonorité pouvaient faire croire à une ascite. La constatation de l'intégrité de l'ovaire correspondant, situé au voisinage du point d'implantation de la tumeur, peut faire penser qu'elle s'est développée aux dépens d'un ovaire accessoire, d'un de ces petits amas de tissu ovarien comme on en observe très fréquemment.

Observation IV

Observation II de Olshausen. — Loc. cit.

Femme de 64 ans, entrée à l'hôpital au mois de mars 1881. On avait reconnu, à l'examen clinique, l'existence de deux tumeurs dont la plus volumineuse paraissait s'implanter sur le ligament large droit. Il n'y avait pas d'ascite.

A l'opération on trouva des tumeurs identiques à celle qui a été décrite dans l'observation I (voir Obs. III). Elles étaient formées de vésicules nombreuses, à parois minces et transparentes, tellement friables que certaines se rompaient lorsque la main, introduite à plat dans l'abdomen, tentait de les attirer au dehors. Les deux tumeurs s'inséraient sur les ligaments larges. Certains kystes adhéraient si lâchement, par leur pédicule, à la masse principale, qu'ils s'en détachèrent, au cours des manœuvres d'extirpation et qu'il fallut les enlever, ensuite, isolément. Diverses difficultés opératoires empêchèrent de faire une ablation complète du côté gauche.

La malade guérit de l'opération, mais il se produisit une récidive rapide du côté gauche, et au bout de quatre mois une nouvelle laparotomie était devenue nécessaire. On enleva largement la tumeur et les deux ligaments larges, mais la malade mourut d'épuisement le sixième jour. L'autopsie montra qu'il n'y avait pas de péritonite ; on ne retrouva pas trace des ovaires.

L'examen histologique a été fait par le Pr Ackermann ; il n'existait pas d'épithélium cilié ; on trouvait partout un épithélium cylindrique bas.

Le liquide a été examiné par le Pr Hartnack : liquide légèrement visqueux dont la densité variait, dans les différents kystes, de 1011 à 1014.

Réaction alcaline. Au microscope : quelques globules blancs, des granulations graisseuses, pas de cellules épithéliales. Dans le précipité obtenu par addition d'alcool, on trouvait de la paralbumine en assez grande abondance.

Aucun kyste ne renfermait de végétations papillaires.

Il s'agissait donc bien, dans ce cas, de tumeurs bilatérales, à point de départ nettement ovarien.

OBSERVATIONS V, VI et VII

WINCKEL. *Kystes « en grappe » des ovaires.* — In *Lehrbuch der Frauenkrankheiten*, 2e édition. Leipzig, 1890, p. 487.

Il existe une forme particulière de kystes de l'ovaire, dont Olshausen a rapporté récemment deux observations et qu'il considère avec raison comme devant former un groupe à part. Ces tumeurs n'ont pas une forme globuleuse ; elles sont constituées par une agglomération de vésicules distinctes et rattachées, parfois, à la tumeur, par un mince pédicule. Leur paroi est extrêmement mince, transparente et friable. Ces tumeurs ressemblent absolument à une môle hydatiforme dont les grains auraient des dimensions colossales, ou à un kyste hydatique dont la membrane d'enveloppe se serait rompue.

Le liquide est transparent, très fluide, clair ou légèrement jaunâtre, très albumineux. Il peut être, quelquefois, légèrement visqueux et alcalin. La densité varie de 1011 à 1016. Certaines vésicules sont tapissées par un épithélium cylindrique, d'autres par un épithélium cilié. J'ai eu l'occasion d'observer trois fois des tumeurs de ce genre. Dans l'un de ces cas les tumeurs étaient très volumineuses et nécessitèrent l'ovariotomie. Dans les deux autres cas, les tumeurs étaient plus petites. L'une d'elles coexistait avec un sarcome de l'utérus (fig. 143 du livre de Winckel, p. 487), l'autre fut trouvée à l'autopsie d'une malade morte de cancer généralisé des organes génitaux.

Observation VIII

Cohn. *Kyste racémeux de l'ovaire.* — *Gesellsch. f. Geb. u. Gyn., zu Berlin,* 28 janvier 1887. In *Centralblatt für Gynäkologie,* 1887, p. 179.

Il s'agissait d'un kyste multiloculaire de l'ovaire mesurant environ deux fois le volume d'une tête d'adulte. La tumeur présentait une disposition *en grappe* des cavités kystiques dont les dimensions variaient de celles d'une noix à celles d'une pomme. Le pédicule de la tumeur s'insérait au niveau de la partie la plus saillante de l'ovaire qui était environ doublé de volume, mais qui, par ailleurs, ne présentait rien d'anormal. Le kyste était bénin quoiqu'il semble que ces tumeurs racémeuses aient une certaine tendance à la récidive.

Observation IX

S. Pozzi. *Maladie kystique de l'ovaire.* — In Traité de Gynécologie, 3ᵉ édition, p. 684.

« Les gros kystes folliculaires conglomérés qui transforment l'ovaire en une masse d'aspect cloisonné et multiloculaire constituent un type anatomique très défini qui correspond à un type clinique également bien caractérisé. Il y aurait tout lieu de distinguer, sous le nom de *Maladie kystique des ovaires,* ces kystes conglomérés dont l'ensemble dépasse rarement le volume de la tête. Le contenu de la cavité, dans la maladie kystique de l'ovaire, est séreux ou sanguinolent. »

Dans le cas observé par M. Pozzi, il s'agissait d'une malade de 3o ans. Le diagnostic fait avait été celui de salpingo-ovarite double. La laparotomie permit d'enlever des tumeurs polykystiques des ovaires qui ont été figurées dans le Traité de Gynécologie de M. Pozzi (3ᵉ éd., fig. 388 et 38g). Les suites opératoires ont été parfaites. La malade est restée en bonne santé depuis l'opération (1887).

OBSERVATIONS X, XI, XII et XIII

HOFMEIER. *Kystes racémeux des ovaires.* — In Manuel de gynécologie opératoire Traduction Lauwers. Paris, 188g, p.   .

« Accidentellement, il se produit des formes singulières ; sur des kystes uniques, attachés à un long pédicule, se développent parfois d'autres kystes pédiculés, plus petits, de sorte que la réunion de ces tumeurs présente exactement l'aspect d'une énorme grappe de raisin. Olshausen a décrit deux de ces tumeurs. *J'en ai observé quatre dont deux opérées par Schroeder et deux par moi-même.* Dans un de ces derniers cas le deuxième ovaire était pris et, bien que pendant l'opération la tumeur me parût de nature maligne, l'examen histologique vint prouver le contraire. »

OBSERVATION XIV

CHALOT. *Ovariotomie : masse de kystes transparents et conglomérés en grappe de l'ovaire droit ; ascite colloïde.* — *Comptes rendus du VIIᵉ Congrès français de Chirurgie.* Paris, 18g3, p. 35g.

Le 11 octobre 18g1, un de mes anciens élèves, M. Cazes, m'amenait la demoiselle Marie Pr..., âgée de cinquante-huit ans, comme ayant un kyste de l'ovaire. Il lui avait déjà pratiqué la paracentèse abdominale, le 11 juillet de la même année et avait extrait 10 litres d'un liquide légèrement jaunâtre, épais et filant, très gluant surtout vers la fin de l'évacuation. Au dire de la malade, le gonflement du ventre avait commencé dix-huit mois avant cette ponction par l'apparition d'une tumeur arrondie, mobile, du volume du poing, à la partie inférieure et médiane de l'abdomen. Ménopause à cinquante ans. Amaigrissement peu notable ; appétit médiocre, digestions lentes et pénibles. Pas de constipation, ni de troubles urinaires, ni d'œdème des membres inférieurs.

Le ventre est moitié moins volumineux, paraît-il, qu'avant la susdite ponction ; il est globuleux, un peu élargi cependant vers les fosses iliaques. Pendant que la malade est couchée sur le dos, sonorité nette dans les deux flancs et au-dessus de l'ombilic ; submatité à la percussion légère, sonorité à la percussion profonde, dans toute la région sous-ombilicale. Léger degré de fluctuation. En repoussant brusquement, avec la main, une couche épaisse de liquide, on sent vaguement, dans la profondeur du ventre, une masse un peu irrégulière, molle, quasi fuyante, un peu plus résistante que la masse intestinale, ayant à peu près le volume d'une tête d'adulte, sur la nature et l'origine de laquelle il est impossible de se prononcer d'une façon catégorique. Le décubitus latéral, surtout droit, déplace dans le même sens l'aire de la submatité sous-ombilicale. Ligne blanche distendue et herniée sur toute sa hauteur au-dessous de l'ombilic ; elle forme une saillie verticale mousse, large de trois travers de doigt, nettement limitée à droite et à gauche par les muscles grands droits de l'abdomen. Hymen intact ; son orifice est si étroit et si rigide qu'il est impossible de pratiquer le toucher vaginal.

Diagnostic. — Tumeur kystique probablement de l'ovaire droit, avec une certaine quantité de liquide ascitique.

Opération. — Le 17 octobre 1892. Après les précautions aseptiques usuelles, sous l'anesthésie chloroformique, incision cutanée médiane sous-ombilicale de 8 centimètres ; division de l'aponévrose du muscle grand droit gauche, à côté du raphé, puis du tissu sousséreux sur la sonde cannelée ; enfin section du péritoine qui a l'aspect bleu foncé. Issue immédiate d'une grande quantité de

liquide jaunâtre, tout à fait semblable à celui de la ponction anté-
rieurement faite, mais plus épais et plus filant encore, comme du
miel. C'est à grand'peine et après beaucoup de temps que je parviens à l'évacuer en majeure partie hors de la cavité péritonéale,
au moyen d'une série d'éponges plates; les éponges ne peuvent
s'imbiber convenablement et deviennent vite friables ; à plusieurs
reprises j'ai dû accélérer l'évacuation avec la main ramassée en
creux, tant le liquide est dense et tenace. La quantité totale extraite
peut être évaluée à 7 litres environ; il en reste au moins
600 grammes dans la cavité abdominale, dans le petit bassin, entre
les anses intestinales. Le péritoine est partout absolument lisse,
blanchâtre, et ne présente aucune altération.

L'évacuation une fois suffisante, je découvre encadrée et cous-
sinée par l'intestin grêle une masse considérable de kystes très
clairs pédiculés pour un grand nombre, agglomérés d'une façon
bizarre et tout à fait insolite qui m'a rappelé aussitôt et la figure
de Kœberlé et le travail de Olshausen que je connaissais déjà ;
cette masse occupe tout l'hypogastre et remonte jusqu'au niveau
du nombril. J'essaie de l'extraire doucement, en passant ma main
droite derrière elle pour rechercher le pédicule ; trois ou quatre
kystes du volume d'une mandarine ou d'une grosse orange se rom-
pent et laissent échapper dans l'abdomen un liquide analogue à
celui qui y nage librement. J'agrandis alors la plaie abdominale,
de façon à lui donner une longueur de 15 centimètres. Je parviens
ainsi à faire sortir ladite masse, sorte de grappe à grains innom-
brables et énormes, attachée seulement à la moitié externe et flot-
tante du ligament large droit, lequel lui forme un pédicule mem-
braneux, peu épais, large de 4 centimètres et demi, haut de
3 centimètres, constitué en dedans par le ligament de l'ovaire et
la trompe, en dehors par le faisceau vasculaire tubo-ovarien, au
milieu par les deux feuillets du ligament large lui-même ; ovaire
droit impossible à trouver aux environs. *Il est donc évident que
la masse racémeuse n'est autre chose que l'ovaire droit lui-même.*
Aucune adhérence. Le grand épiploon est sain et étalé comme
d'ordinaire au-devant de l'intestin grêle, de sorte que toute la

masse morbide siégeait entre lui et la paroi abdominale. L'intestin grêle est également intact, mais complètement affaissé.

Je saisis transversalement le pédicule avec une pince de Doyen, au-dessous de la tumeur ; j'excise cette dernière d'un coup de ciseaux, étreins le pédicule par une double ligature de soie en chaîne, etc. Pédicule abandonné dans l'abdomen. Lavage de l'excavation pelvienne et des intestins avec 6 litres d'eau bouillie chaude et salée ; malgré cela il reste encore dans le pelvis environ 3oo grammes de liquide colloïde. L'ovaire gauche est très petit, scléreux, sain ; saines aussi sont les annexes gauches de l'utérus ; l'utérus lui-même est induré et atrophié. Aucun néoplasme quelconque nulle part. Suture complète de la paroi abdominale sans drainage.

Durée totale de l'opération : quarante minutes ; c'est surtout l'évacuation du liquide ascitique qui a été longue. Perte de sang insignifiante, pas de shock. Les suites opératoires ont été excellentes et la malade a pu se lever le quinzième jour. Aujourd'hui, 17 mars 1893, elle jouit encore d'une très bonne santé ; il n'existe plus rien d'anormal du côté de l'abdomen.

Examen de la pièce anatomique. — Son poids est de 5^{kgr},210. Elle a, ai-je dit, l'apparence d'une immense grappe de raisin, avec cette différence que les kystes qui occupent la périphérie sont la plupart très allongés, pédiculés et piriformes. Les kystes périphériques les plus gros sont sphériques et ont un volume qui varie de celui d'une pomme à celui du poing ou d'une orange. Tous ces kystes, pourvus de pédicules distincts, rayonnent en quelque sorte vers un massif central qui est constitué lui-même par une infinité de kystes, également indépendants entre eux, mais petits (volume d'une noix à celui d'un pois ou d'un grain de blé), facilement énucléables et séparés seulement entre eux par un treillis de cloisons celluleuses très minces. *Il n'y a point de kystes secondaires inclus dans les parois d'autres kystes.* La transparence des kystes, quel que soit leur siège, est complète ; leur membrane limitante est excessivement mince, délicate et facile à la rupture ; enfin leur contenu liquide a partout les mêmes caractères : épais, visqueux, très filant, légèrement jaunâtre. Le segment externe de la trompe avec son pavillon se voit sur un point de la circonférence de la masse.

Au microscope j'ai constaté :

1° Que le liquide est complétement amorphe, sauf la présence de quelques globules rouges, de maints leucocytes et de très rares petites cellules cylindriques ;

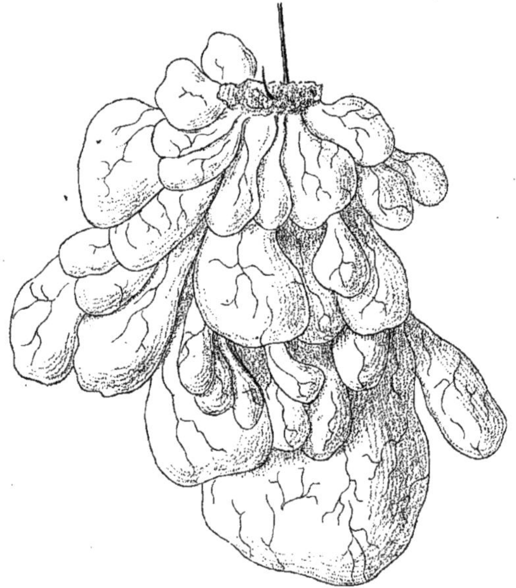

Fig. 2. — Kyste racémeux de l'ovaire. Cas de Chalot.

2° Que la membrane limitante des kystes est constituée, à l'intérieur *par un plan continu de cellules cubiques très basses,* à son centre par du tissu anhiste, enfin à l'extérieur par une couche de tissu conjonctif fibreux avec des vaisseaux sanguins.

Enfin l'analyse chimique, faite par M. Laborde, pharmacien en chef des hôpitaux, a donné les résultats suivants :

— 58 —

Réaction : légèrement alcaline.

Densité : 1 022.

Matières organiques : albumine du sérum = 42gr,50 par litre
                  globuline   = faible quantité
                  mucine   = 1gr,50
                  paralbumine   = très manifeste
                  urée   = 3gr,50
                  acide urique   = très faible quantité.

Matières minérales : chlorures = 16 grammes
                  acide phosphorique = 1gr,50.

OBSERVATION XV

ODEBRECHT. — *Beerenförmiges Ovarialkystom* (kyste racémeux
de l'ovaire). — *Gesellsch. f. Geb, und Gyn. zu Berlin*,
8 juin 1894 ; in *Zeitschrift für Geb. u. Gyn.*, 1895, Bd XXXI,
p. 185.

La tumeur que je présente offre un intérêt scientifique considérable. Elle provient d'une malade qui se présenta à moi, il y
a 9 ans, quatre mois après un accouchement, avec une rétroflexion
adhérente de l'utérus. Je ne l'avais plus revue depuis cette époque,
mais elle était toujours restée souffrante et avait consulté divers
médecins. Au mois de décembre dernier, elle fut traitée par un
médecin qui constata l'existence, en plus de la rétroflexion, de
petites tumeurs annexielles pour lesquelles il ne fit qu'un traitement ambulatoire. Au mois de mars, la malade s'absenta pendant
quatre à cinq semaines et revint à la fin du mois d'avril. Le médecin trouva l'état profondément changé. Le ventre qui, jusque-là,
avait conservé ses dimensions normales, était tellement augmenté
de volume que la malade avait l'apparence d'une femme enceinte
à terme. L'état général était mauvais ; il existait un amaigrissement considérable, une inappétence complète. Une intervention
paraissait indiquée et c'est dans ces conditions que la malade me
fut amenée et entra à la clinique.

On constata l'existence d'un épanchement ascitique assez abondant, ascite que n'expliquait aucune lésion cardiaque, rénale ou hépatique ; les poumons étaient également normaux ; pas de tuberculose. Il paraissait donc vraisemblable de rattacher cette ascite à l'existence des tumeurs annexielles, bien que l'abondance de l'épanchement ne permît pas de faire une exploration complète de ces tumeurs. Il existait un certain degré de prolapsus de la paroi vaginale postérieure ; le toucher vaginal, ainsi que le toucher rectal, permettaient de reconnaître l'utérus rétrofléchi, environné de masses irrégulières et bosselées.

La laparotomie fut pratiquée deux jours après l'admission de la malade. L'incision donna issue à environ 10 litres de liquide ascitique libre. Après évacuation, on tomba sur une agglomération de tumeurs qui remplissaient complètement l'excavation pelvienne et s'étendaient à une partie importante de la région hypogastrique. Ces tumeurs présentaient une grande analogie avec une môle vésiculaire, à cette exception près que les vésicules présentaient une coloration bleuâtre alors qu'elles sont plutôt jaunâtres dans la môle hydatiforme. En revanche la structure de la tumeur était identique ; elle était constituée par l'agglomération d'un grand nombre de « baies », de vésicules dont les dimensions variaient de celles d'un pois à celles d'un haricot. Ces tumeurs intéressaient les deux ovaires et avaient, à droite et à gauche, des dimensions sensiblement égales. Elles étaient composées d'un certain nombre de lobes, de dimensions variables, très lâchement unis les uns aux autres, si bien que, au cours de l'opération, divers fragments, allant de la grosseur d'une cerise à celle d'une pomme, se détachèrent et durent être ensuite recherchés et enlevés.

Comme l'utérus était rétrofléchi et maintenu dans cette situation par les trompes transformées en deux hydrosalpinx gros comme des œufs de poule, il fut très difficile de reconnaître le pédicule de ces masses et leur point d'implantation. D'un côté cependant la tumeur put être enlevée avec la trompe correspondante et un fragment du ligament large ; on put affirmer ainsi qu'il s'agissait bien d'une tumeur de l'ovaire. Sans cela le diagnostic de tumeurs ovariennes n'eût pu être fait que par exclusion et simplement parce qu'il fut impossible de retrouver les ovaires dans l'excavation pelvienne une fois l'opération terminée.

De même, sur les masses enlevées, on ne retrouva aucune trace des ovaires, aucun fragment solide, aucune tumeur kystique. Sur le péritoine du cul-de-sac de Douglas existaient trois ou quatre petites métastases, larges de 5 à 10 millimètres, faisant une légère saillie et présentant une coloration gris jaunâtre. Considérant que ces greffes péritonéales, fréquentes dans les tumeurs de l'ovaire, se résorbent fréquemment par la suite et restent inoffensives, je jugeai inutile de prolonger une opération déjà longue et passablement sanglante, et je me bornai à faire un nettoyage soigné du petit bassin, après quoi je refermai la paroi.

Les suites opératoires furent remarquablement simples, sans aucune réaction fébrile ; la malade reprit rapidement ses forces et son appétit. Mais, quelques jours après son opération, apparut une eschare sacrée qui actuellement, au bout de cinq à six semaines, n'est pas encore complètement guérie.

Les pièces ont été conservées dans l'alcool depuis l'opération et elles en ont beaucoup souffert. Elles sont réduites sensiblement à la moitié de leurs dimensions primitives. C'est ainsi que la tumeur, dans son ensemble, ne se présente plus sous la forme d'une agglomération de vésicules, mais plutôt sous l'aspect d'une tumeur papillaire. On ne trouve aucune trace de tumeur ovarienne solide ou kystique pouvant représenter le substratum de ces papilles. La masse tout entière est constituée par ces formations, d'apparence aujourd'hui papillomateuse, mais qui, le jour de l'opération, ressemblaient absolument à des grains de raisin.

L'examen histologique d'une de ces vésicules a donné les résultats suivants : à la périphérie on trouve une assise unique de cellules épithéliales, de hauteur moyenne, englobant une masse centrale, sans structure apparente, ne fixant pas les colorants. Il n'y a donc pas, à ce niveau, de tissu organisé, mais une simple sécrétion de nature mucoïde. Cette substance s'est considérablement rétractée par suite du séjour des pièces dans l'alcool ; cette rétraction est beaucoup plus marquée que celle que pourrait présenter une tumeur solide.

Je n'ai retrouvé, dans la littérature médicale, aucune observation de tumeur des ovaires pouvant être comparée à celle que je viens de rapporter et j'ai pensé que ces pièces méritaient d'être présentées à la société.

M. OLSHAUSEN fait remarquer, à propos de ce cas, qu'il s'agit sans doute d'une de ces tumeurs de l'ovaire qu'il a décrites, il y a 10 ans, sous le nom de *kystes racémeux* en raison précisément de leur grande analogie avec une môle vésiculaire.

Nous devons ajouter, à propos de cette observation, que M. C. Rüge a fait par la suite un examen histologique plus complet des tumeurs. Les conclusions de cet auteur sont les suivantes (1):

« La tumeur, qui rappelait par son aspect les tumeurs extrêmement rares décrites par Olshausen sous le nom de « kystes racémeux de l'ovaire », ne doit pas rentrer dans cette variété de néoplasmes, mais, au contraire, dans la classe des kystes papillaires. Dans les kystes racémeux, les vésicules sont formées par une enveloppe conjonctive tapissée intérieurement par un épithélium ; dans les kystes papillaires, le revêtement épithélial est situé à la superficie et repose sur le stroma conjonctif. La tumeur présentée par M. Odebrecht appartient à cette variété de kystes papillaires déhiscents dont l'enveloppe kystique a été usée, détruite par les végétations qui sont ainsi devenues libres. On trouve, de place en place, des débris de la paroi kystique ancienne, à la surface de la tumeur. »

OBSERVATION XVI

WERTH. *Demonstration dreier eigenthümlicher durch Laparotomie gewonnener Parovarialtumoren. — Physiologischer Verein in Kiel* 1895. 20 mai, in *Münchner med. Wochenschr.* 1895, p. 765.

Il s'agit d'une tumeur ovarienne formée de kystes agglomérés

---

(1) C. RÜGE. Traubenförmiges Ovarialkystom. *Verhandl. der Gesellschaft für Geb. und Gyn. zu Berlin*, 13 juillet 1894, in *Zeitschrift für Geb. und Gyn.*, 1895, Bd XXXI, p. 240.

et paraissant analogue aux tumeurs décrites par Olshausen sous le
nom de kystes racémeux. Il existait un kyste principal du volume
d'une tête d'enfant. Sur la moitié supérieure de sa surface étaient
implantés un grand nombre de kystes, de dimensions variables,
dont quelques-uns atteignaient le volume d'un œuf de poule et
dont la plupart étaient nettement pédiculés. Adhérences étendues
avec le grand épiploon. La tumeur adhérait aux mésosalpinx, en
dedans de l'ovaire, par deux minces replis ligamenteux. Les parois
du grand kyste mesuraient une épaisseur de 3 à 5 millimètres ;
leur surface interne présentait un aspect velouté en raison de l'existence de végétations papillaires basses revêtues par une couche
unique de cellules cylindriques ciliées. Les parois des petits
kystes étaient extraordinairement minces et transparentes, leur
surface interne était lisse avec quelques petites végétations disséminées ; elle était tapissée par un épithélium cubique en certains
points, cilié en d'autres.

Ces kystes contenaient un liquide séreux, transparent, « de la
couleur des vins de la Moselle », très albumineux, dont la densité
égalait 1 010.

Le pédicule qui unissait la tumeur au mésosalpinx droit présentait, sur une coupe transversale, une cavité centrale tapissée
par un épithélium cylindrique.

*« Au cours de l'opération les deux ovaires furent trouvés nor-
maux et en situation normale, sans connexion aucune avec la
tumeur. »*

OBSERVATION XVII

Jos. A. AMANN. *Das polypöse Kystom des Ovarium. Monatsschrift,
für Geb. u. Gyn. 1901. Bd XIV, p. 31.*

Cette observation concerne une femme de 43 ans, X pare, chez
laquelle le ventre avait augmenté de volume depuis 6 ans. A la
palpation on sentait une série de tumeurs, de consistance assez
dure, très mobiles, occupant principalement le côté droit de l'abdomen. L'utérus était en rétroversion et se continuait très nette-

ment, à droite, avec les tumeurs abdominales. A gauche, les annexes paraissaient saines.

A la laparotomie, on vit s'échapper, au travers de la plaie abdominale, une série de tumeurs agglomérées et pour la plupart pédiculées, transparentes. Après libération de quelques adhérences épiploïques, la tumeur fut attirée au dehors et l'on constata que la trompe et l'ovaire étaient intacts ; à 2 centimètres en dehors de l'ovaire, le mince pédicule de la tumeur venait s'insérer sur le ligament infundibulo-pelvien. Pas d'ascite.

Les annexes furent pédiculisées et enlevées en même temps que la tumeur ; à gauche les annexes étaient saines et furent laissées en place.

L'ensemble de la tumeur avait environ le volume de deux têtes d'adulte ; elle était formée par une agglomération de vésicules claires et transparentes, contenant une sérosité limpide. Il n'existait pas trace d'une membrane d'enveloppe commune. Au voisinage du pédicule, et par places sur la tumeur, on trouvait de petits îlots gros comme un grain d'avoine ou comme une lentille. L'examen histologique montra que la charpente de ces amas était formée par du tissu conjonctif organisé suivant le type du stroma ovarien. Ces amas étaient revêtus par une couche de cellules épithéliales, tantôt aplaties, tantôt cylindriques basses formant, par places, des enfoncements dans le tissu conjonctif sous-jacent. Quant aux cavités kystiques, elles étaient tapissées par une couche unique de cellules épithéliales cylindriques, non ciliées. L'ovaire droit était normal.

Cette observation se caractérise par les particularités suivantes :

1° Mobilité très grande de la tumeur, se traduisant à la percussion par des alternatives de matité et de sonorité, ce qui avait fait croire à l'existence d'une ascite libre, comme dans la première observation de Olshausen ;

2° Minceur extrême de la paroi des kystes qui étaient, pour la plupart, pédiculés et présentaient la plus grande analogie avec une môle hydatiforme.

Ce cas présente, en somme, la plus grande analogie avec le premier cas de Olshausen, sauf en ce qui concerne l'épithélium qui était cilié dans le cas de Olshausen. Encore faut-il faire, à ce sujet, quelques réserves en raison de la difficulté que l'on a à conserver les cils après durcissement, et de la confusion possible avec l'extrémité effilée de cellules sécrétoires.

Observation XVIII

J.-B. Hellier et W. Maule Smith. — *Multilocular cystic tumour growing from region of ovary. Abdominal section. Recovery. — The Journal of obstetrics and gynaecology of the british empire*, vol. II, n° 2, août 1902, p. 124, fig. 5.

A. H..., âgée de 32 ans. I pare, mariée depuis 6 ans, entre le 10 avril 1902 à l'hôpital de Leeds. Règles toujours régulières, peu abondantes, douloureuses. Avant son mariage, elle avait habituellement des accès convulsifs à chaque période menstruelle ; depuis le mariage, ces accès ont complètement disparu. Autant qu'on peut en juger par les renseignements fournis par la malade, ces accès paraissent être de nature épileptique. Au cours de sa grossesse, la malade a présenté de l'œdème et de l'albuminurie ; elle eut également, à cette époque, une crise de coliques hépatiques.

Depuis plusieurs mois, la malade a eu de la céphalée et des douleurs lombaires. Il y a six semaines, remarquant que son ventre augmentait de volume, elle alla consulter un médecin. Celui-ci reconnut l'existence d'une tumeur et l'envoya à l'hôpital.

Au moment de son admission, la malade était pâle et émaciée. Tous les appareils étaient sains ; il n'existait pas d'albuminurie. L'abdomen était occupé, dans sa partie inférieure, par une tumeur arrondie, élastique, fluctuante, s'étendant jusqu'au-dessus de l'ombilic. Il existait de la matité au niveau de la tumeur, de la sonorité dans les flancs. La tumeur présentait à la palpation une consistance assez molle et flasque. Le toucher vaginal permit de constater que l'utérus était en situation normale et ne faisait pas corps avec la tumeur : celle-ci n'avait envahi qu'une partie de l'excavation pelvienne.

On fit le diagnostic de kyste multiloculaire de l'ovaire.

Laparotomie le 12 avril 1902. La tumeur était rattachée par un pédicule très net à la corne droite de l'utérus ; elle était libre d'adhérences. Cette tumeur présentait un aspect inaccoutumé : elle était constituée par un amas de kystes peu volumineux, à parois très minces, à contenu limpide. Un ou deux des kystes les plus volumineux furent évacués par ponction, mais le reste de la tumeur put être extrait facilement, en un seul bloc, par une incision de trois pouces. Transfixion et ligature du pédicule. L'ovaire fut enlevé en même temps que la tumeur, mais, au moment de l'opération, il paraissait en être complètement indépendant.

Suites simples ; guérison de la plaie par première intention.

Nous n'avons jamais observé de tumeur de ce genre. C'est un kyste prolifère, mais présentant un aspect tout à fait anormal, en raison de la minceur des parois, de la disposition en forme de grappe des petits kystes et de la nature de leur contenu. Par sa configuration extérieure, cette tumeur apparaît comme une énigme.

Il s'agit, en somme, d'un gros kyste multiloculaire relié à l'ovaire par son pédicule ; l'ovaire est légèrement plus petit que normalement et sa surface est rugueuse et irrégulière. La trompe et le parovaire sont normaux et en situation normale.

De l'extrémité interne de l'ovaire se détache un cordon mesurant environ un pouce et demi de longueur. Le diamètre de ce cordon est, à l'origine, égal à celui de l'ovaire ; il diminue graduellement à mesure qu'on se rapproche de son extrémité distale et vient s'implanter sur le kyste multiloculaire. On rencontre, à la surface de ce pédicule, deux ou trois petits kystes isolés.

Les kystes composant la tumeur présentent des dimensions très variables : les plus petits ne contiennent que quelques centimètres cubes de liquide ; les plus volumineux en contenaient plus de 200.

Les parois sont minces, transparentes et molles ; on trouve, à leur surface, un certain nombre de vaisseaux assez larges. Ces kystes contenaient un liquide transparent renfermant des chlorures et des traces d'albumine.

Le parovaire est complètement indépendant de la tumeur ; on reconnaît distinctement les tubes qui le constituent, entre l'ovaire et la trompe de Fallope ; celle-ci est sinueuse, ses parois sont épaissies, elle est évidemment atteinte d'inflammation légère.

A la coupe, l'ovaire présente, près de sa surface, un foyer hémorragique récent. On trouve, disséminés sur la surface de section, quelques petits kystes, contenant un liquide aqueux et dont les parois tranchent par leur pâleur sur le tissu avoisinant. Un ou deux de ces kystes étaient situés au niveau même de l'insertion du pédicule. Il n'existe pas de ligne de démarcation entre le tissu ovarien et le tissu du pédicule. A l'œil nu, tout au moins, ils semblent se continuer nettement l'un avec l'autre.

L'ovaire opposé est augmenté de volume et présente des lésions analogues.

Examen microscopique. — L'ovaire droit, au niveau duquel la tumeur avait pris naissance, était tout à fait sclérosé ; il fut impossible d'y retrouver aucun follicule de Graaf normal. Les vaisseaux étaient nombreux : leurs parois étaient épaissies et beaucoup étaient congestionnés. Le stroma était constitué par du tissu fibreux avec un petit nombre de fibres musculaires lisses. On trouvait, disséminés au milieu du tissu matriculaire, des amas de cellules plus volumineuses que les cellules du stroma, présentant une forme irrégulière, mais avec une tendance à devenir cylindriques. Ces cellules étaient, parfois, disposées circulairement autour d'une cavité centrale arrondie, mais, le plus souvent, ces amas cellulaires étaient à peu près complètement solides.

Cette disposition particulière distingue ces cellules des cellules du stroma dont elles sont tout à fait différentes. Il semble probable qu'on se trouve en présence de follicules de de Graaf dégénérés.

La coloration pâle des couches qui environnent les kystes est due à la présence d'une substance homogène, qui se colore faiblement par l'éosine et ne renferme qu'un très petit nombre d'éléments cellulaires. Les cavités kystiques ne présentent pas un revêtement épithélial continu et régulier ; on y retrouve, çà et là, des amas irréguliers de cellules dont les unes sont cylindriques, les autres plus ou moins aplaties. Il est probable que ces kystes dérivent de follicules de Graaf distendus par une substance colloïde et qui se sont fusionnés, secondairement, avec des follicules voisins et semblablement distendus. Ceci est démontré par le fait que l'on rencontre, au niveau de kystes plus petits, et invisibles à l'œil nu, une apparence de lobulation ; le contour des lobules est indiqué par une ligne brisée de cellules épithéliales.

Pédicule. — Le stroma du pédicule est identique à celui de l'ovaire et formé, comme lui, de tissu conjonctif, de fibres musculaires lisses et de nombreux vaisseaux. On y trouve des cavités tapissées par un épithélium nettement cylindrique et contenant une petite quantité de substance colloïde avec quelques cellules desquamées.

Il est impossible de dire où finit le tissu ovarien et où commence le tissu du pédicule. Macroscopiquement et microscopiquement, l'un et l'autre sont absolument identiques.

L'ovaire opposé présente la même structure histologique que l'ovaire droit. Sur les coupes les kystes apparaissent constitués par une charpente conjonctive tapissée par une couche unique de cellules cylindriques. Pas d'épithélium cilié.

Le point intéressant, dans le cas que nous venons de rapporter, est le mode d'union particulier qui existe entre la tumeur kystique et l'ovaire. Il est hors de doute que le pédicule est constitué par du tissu ovarien et, par conséquent, que le kyste s'est développé aux dépens de l'ovaire. Le parovaire était resté indépendant de la tumeur et on est en droit d'éliminer l'hypothèse d'un kyste parovarique. Le caractère multiloculaire du kyste est d'ailleurs en désaccord avec ce que l'on observe communément dans les kystes de cette nature. La forme cylindrique des cellules épithéliales, l'absence de cils vibratiles et la structure du pédicule sont tous faits qui plaident en faveur de l'origine ovarienne de la tumeur.

Les kystes multiloculaires s'étendent, en général, à la totalité de l'ovaire et le détruisent complètement. Dans notre cas, cependant, et quoique l'ensemble de l'ovaire présente une tendance à la transformation kystique, seule une petite partie de la surface a donné naissance à la tumeur. La fonction ovarienne ne paraît pas avoir été complètement suspendue et le foyer hémorragique récent que nous avons rencontré représente, sans doute, un ovisac rompu.

Il serait difficile d'interpréter la formation du pédicule autrement que par l'élongation du tissu ovarien par un kyste en voie de développement.

Observation XIX (personnelle).

Kyste racémeux de l'ovaire droit. — Hystérectomie abdominale supravaginale. — Guérison.

Ch... Marguerite, femme L..., 34 ans, entre le 3o mars 1903 dans le service de M. le Pr Pozzi, à l'hôpital Broca.

Pas d'antécédents héréditaires. La malade a eu la rougeole dans son enfance et une entérite à treize ans. Pas d'autres maladies.

Les premières règles ont apparu à dix-huit ans. Après son mariage les règles sont restées irrégulières et douloureuses. Pertes jaunes assez abondantes à cette époque; blennorrhagie probable.

En 1889, fausse couche de trois mois.

En 1890 et en 1893, deux grossesses normales avec accouchement normal et suites normales.

La malade souffre du ventre depuis sept ans environ. Les douleurs se sont installées lentement et insidieusement; c'étaient des douleurs sourdes et gravatives siégeant dans le bas-ventre et dans les reins. Les règles devinrent, depuis cette époque, encore plus irrégulières qu'auparavant, survenant seulement à des intervalles de deux et trois mois et s'accompagnant, quand elles se produisaient, de crises douloureuses très violentes qui obligeaient la malade à garder le lit.

Depuis un an ces douleurs ont considérablement augmenté d'intensité et sont devenues presque continuelles. Par intervalles la malade avait des périodes de constipation intense et de ballonnement du ventre. Puis survenait une débâcle diarrhéique et tout rentrait dans l'ordre.

Ces symptômes s'étant encore aggravés et tout travail lui étant devenu impossible, la malade entre dans le service le 30 mars 1903.

Examen clinique. — L'état général est assez bon.

Le palper permet de sentir, dans la fosse iliaque droite, une masse située assez profondément et de consistance rénitente, douloureuse. Submatité légère au niveau de la tumeur. Il existe de la défense de la paroi abdominale, ce qui ne permet qu'une exploration imparfaite.

Le toucher vaginal combiné au palper montre que le cul-de-sac postérieur est rempli par une masse dure, peu mobile, douloureuse, qui paraît être l'utérus rétrofléchi. Le col est entr'ouvert et admet facilement l'extrémité de l'index.

Du côté gauche on sent très nettement, à travers le cul-de-sac vaginal resté souple, les annexes qui sont augmentées de volume et douloureuses.

Du côté droit et en arrière, on sent, accolée à l'utérus, dont elle est séparée par un sillon assez net, une masse irrégulière de consistance rénitente, paraissant dépasser le volume d'une orange et qu'il est difficile de bien délimiter en raison de la défense de la paroi. Cette masse est douloureuse au toucher ; elle paraît légèrement mobile.

Diagnostic. — Les règles ne s'étaient pas produites depuis trois mois et l'on pouvait penser à une grossesse extra-utérine, mais les autres signes de la grossesse manquaient et, étant donnée la dysménorrhée habituelle de la malade, il ne fut pas tenu compte de l'aménorhée existante. Il n'y avait pas d'ascite. On fit donc, en dernière analyse, le diagnostic d'annexite double, plus marquée à droite.

Opération. — Laparotomie, le 4 avril 1903, par M. Jayle. Laparotomie médiane. Incision de moyenne étendue. Le ventre ouvert, on reconnaît de suite, au-dessus et en arrière de l'utérus, une série de poches kystiques, disposées en forme de grappe, les unes complètement, les autres à demi remplies d'un liquide citrin. Une de ces poches, plus volumineuse, située à gauche de la ligne médiane, est remplie de sang et rappelle l'aspect d'une grossesse tubaire. On cherche, avec de grandes précautions, à enlever la tumeur en un seul bloc, mais le pédicule de la poche kystique remplie de sang se rompt ; cette poche peut cependant être enlevée sans qu'il se produise une rupture de sa paroi. Pédiculisation de la tumeur avec tous ses kystes et ablation.

On explore ensuite les annexes gauches. L'ovaire est gros et contient de petits kystes. L'utérus est volumineux et présente, en arrière, une large surface d'excoriation, due à ce que la grande poche kystique lui adhérait intimement. On se décide à faire l'hystérectomie supravaginale qui est pratiquée sans incident. Suture en trois plans. Pas de drainage.

Suites opératoires. — Les suites opératoires ont été des plus simples, la malade a quitté le service le vingt-quatrième jour. Elle a été revue le 26 juillet, allant bien.

Examen des pièces

1° *Tumeur polykystique développée aux dépens de l'ovaire droit.*

La tumeur pesait 360 grammes. Elle est formée par une agglomération de kystes de dimensions variant de celle d'un pois à celle du poing. On reconnaît facilement, au milieu de la masse, la trompe et l'ovaire ; sur ce dernier les vésicules kystiques viennent s'implanter par un pédicule généralement assez grêle.

L'ovaire est sclérosé, environ doublé de volume ; il a conservé dans la plus grande partie de son étendue ses caractères normaux. Il ne présente rien de particulier en dehors de quelques kystes gros comme une lentille.

L'insertion de la tumeur kystique est limitée à une surface

assez réduite, irrégulièrement ovalaire, au niveau de la face postérieure et de l'extrémité externe de l'ovaire.

Les vésicules présentent, nous l'avons dit, les dimensions les
plus variables ; leurs parois sont, en général, extrêmement minces
et transparentes, sillonnées de fines arborisations vasculaires ; leur
coloration est assez vive, jaunâtre ou rosée. Les parois des kystes
les plus volumineux présentent souvent une épaisseur variable suivant le point considéré ; elles sont plus épaisses au voisinage du
point d'implantation pour s'amincir graduellement à mesure qu'on
s'approche de l'extrémité libre de la vésicule.

L'un de ces kystes, le plus volumineux, atteignant les dimensions du poing, présente une coloration rouge violacé, ecchymotique. Le pédicule, extrêmement mince, s'était tordu au niveau de
son insertion sur l'ovaire et il s'était fait, par ce mécanisme, une
hémorragie intrakystique. Ce pédicule, ainsi que nous l'avons dit
plus haut, s'était rompu au cours des manœuvres d'extraction de
la tumeur pendant l'opération.

La planche E, qui accompagne ce travail, reproduit très exactement, avec ses dimensions naturelles, l'une des faces de la tumeur,
où les vésicules kystiques étaient particulièrement volumineuses.
Sur la face opposée les vésicules avaient des dimensions beaucoup
plus petites, variant en moyenne de celles d'un grain de raisin à
celles d'une amande verte ; elles étaient plus nettement pédiculées
et l'ensemble reproduisait sensiblement l'aspect d'une môle hydatiforme à grosses vésicules.

Le liquide contenu dans ces formations kystiques était, suivant
les vésicules considérées, ou clair comme de l'eau de roche, ou
citrin, ou légèrement rosé. Ce liquide était le plus souvent séreux ;
dans quelques kystes, cependant, légèrement visqueux et filant.
Tous les échantillons prélevés se montrèrent, à l'examen, très fortement albumineux. Leur densité variait entre 1010 et 1014.

L'examen microscopique du sédiment obtenu après centrifugation révéla la présence de quelques globules rouges et blancs
et de quelques cellules épithéliales desquamées cylindro-cubiques.

2° *Annexes gauches.* — La trompe était épaissie, atteinte de salpingite ancienne, mais non oblitérée. Il existait un certain degré de varicocèle tubo-ovarien. L'ovaire était gros, œdémateux et contenait quelques petits kystes.

3° *Utérus.* — L'utérus était augmenté de volume, sclérosé. Il présentait, au niveau de son fond et de sa face postérieure, une large surface d'excoriation provenant de la libération des adhérences qui l'unissaient aux parties voisines.

EXAMEN HISTOLOGIQUE

L'examen histologique a porté sur plusieurs fragments :

1° *Fragment de l'ovaire droit, siège de la tumeur, prélevé dans la partie saine, au voisinage du point d'implantation du pédicule.*

Fixation à l'alcool. Inclusion à la paraffine. Coupes en série (voir pl. A, fig. 3 et 4). Coloration : Hématéine — Éosine. Hématéine — Van Gieson.

L'épithélium de revêtement de l'ovaire a disparu en quelques points. Mais, ailleurs, il est très bien conservé. Il se présente avec ses caractères normaux, c'est-à-dire sous forme de cellules cubiques avec un noyau prenant assez fortement les colorants. En certains points, cependant, ces cellules présentent une tendance marquée à l'aplatissement. On trouve, par places, au milieu des cellules cubiques, des cellules plus hautes, franchement cylindriques, avec un noyau plus allongé, prenant plus fortement les colorants, parfois sinueux. Quelques amas de cellules cylindriques présentent un protoplasma plus clair et sont munies, au niveau de leur extrémité libre, de cils vibratiles très distincts.

Immédiatement au-dessous de l'épithélium ovarien, dans le tissu conjonctif sous-jacent, on rencontre diverses formations épithéliales.

Ce sont, tout d'abord, des tubes présentant tout à fait l'aspect de tubes glandulaires. Ils offrent une direction très variable, par rapport à la surface. Certains de ces tubes sont intéressés par les coupes parallèlement à leur direction ; d'autres plus ou moins obliquement ; certains, enfin, présentent une surface de section à peu près circulaire. On rencontre, sur un certain nombre de coupes de la série, des tubes qui viennent déboucher à la surface de l'ovaire.

Ces formations sont tapissées, d'une manière générale, par un épithélium cubique ; au niveau des tubes qui s'ouvrent à la surface de l'ovaire, cet épithélium se continue avec l'épithélium ovarien. En étudiant une série de coupes, on constate que le revêtement épithélial ne présente pas une structure régulièrement identique. En certains points, on voit les cellules devenir plus hautes, franchement cylindriques avec un noyau ovalaire, situé au voisinage de l'extrémité basale de la cellule ; les cellules se renflent parfois en raquette, au niveau de leur extrémité libre, tandis que leur extrémité basale s'effile. Quelques culs-de-sac sont revêtus en totalité ou en partie par un épithélium cylindrique cilié. Par places, enfin, les cellules s'aplatissent, deviennent presque franchement pavimenteuses et se disposent quelquefois en plusieurs assises.

A côté de ces tubes glandulaires on trouve de petites formations kystiques présentant les formes et les dimensions les plus irrégulières. Les plus volumineuses se présentent sur les coupes sous l'apparence de cavités allongées, étalées au-dessous de la surface de l'ovaire. Il est facile de reconnaître que ces cavités n'ont rien de commun avec les kystes folliculaires. On ne trouve rien qui rappelle la structure, ni de la thèque périfolliculaire, ni de la membrane granuleuse. Ces petits kystes présentent un revêtement épithélial très variable. Certains sont tapissés par un épithélium cubique, disposé, par places, en deux ou trois assises superposées ; d'autres sont revêtus par une couche de cellules cylindriques au milieu desquelles on reconnaît quelques cellules caliciformes ; d'autres, enfin, présentent un épithélium cilié. Ces variations de forme s'observent, d'ailleurs, fréquemment dans une seule et même cavité kystique, suivant le point considéré. Certains de ces petits kystes présentent de petites végétations papil laires assez basses.

On rencontre, par intervalles, entre les cavités kystiques, des amas arrondis formés par des cellules cubiques fortement tassées les unes contre les autres. L'étude d'une série de coupes voisines démontre que ces amas sont solides dans toute leur étendue ; ces formations sont identiques aux « *solide Zellheerde* » rencontrés par Walthard et considérés par cet auteur comme des dérivés de l'épithélium germinatif.

Plus profondément, enfin, on rencontre quelques kystes folliculaires absolument caractéristiques.

Le stroma de l'ovaire, aux alentours de ces diverses formations, est en état de sclérose manifeste. On n'y retrouve qu'un très petit nombre de follicules.

2° *Fragment de l'ovaire droit prélevé en un point éloigné de l'insertion du pédicule.*

Inclusion à la paraffine. Coloration : Hématéine — Éosine ; Hématoxyline — Van Gieson.

Les constatations histologiques sont, à ce niveau, sensiblement identiques. On rencontre sur les coupes un certain nombre de follicules en voie de maturation ou de régression, ainsi que quelques kystes folliculaires. Dans les assises superficielles on retrouve, mais en moins grand nombre, les formations épithéliales que j'ai signalées plus haut. On y constate les mêmes variations morphologiques de l'épithélium.

3° *Coupe parallèle à l'axe du pédicule de deux petites cavités kystiques accolées.*

Inclusion à la paraffine. Mêmes colorations.

(Voir planche B, fig. 5.)

Ces coupes intéressent le pédicule et l'origine des deux petites vésicules. On constate que les parois des cavités kystiques sont formées par du tissu conjonctif dense, fibrillaire, assez riche en éléments cellulaires contenant quelques vaisseaux et se continuant, sans ligne de démarcation, avec le tissu conjonctif du pédicule.

La cavité des vésicules est tapissée par une couche unique de cellules épithéliales. Ce sont, en majorité, des cellules cylindriques pourvues très nettement de cils vibratiles. Mais déjà, sur ces coupes, on remarque, en employant un grossissement plus fort, des variations importantes dans la forme des cellules. On les voit, en plusieurs points, s'aplatir d'une façon marquée, et perdre leurs cils. La figure 6 (pl. B) permet de se rendre compte de cet aplatissement partiel du revêtement épithélial.

La face externe, superficielle des vésicules kystiques, est dépourvue de tout revêtement épithélial. Mais, au voisinage du pédicule, on y constate l'existence d'une couche de cellules cubiques qui s'aplatissent rapidement à mesure qu'on s'éloigne de l'ovaire et disparaissent bientôt. Cette couche de cellules cubiques se prolonge sur la face externe du pédicule (voir pl. B, fig. 6, C).

Enfin, dans l'épaisseur même des parois du kyste, on trouve un certain nombre de petites cavités tapissées par une assise unique de cellules cylindro-cubiques, parfois ciliées (fig. 6 E).

4° Coupe perpendiculaire à l'axe du pédicule d'une vésicule, et comprenant toute l'épaisseur de ce pédicule.

Inclusion à la paraffine. Mêmes colorations. Le tissu conjonctif qui constitue le pédicule est très dense. On y rencontre un assez grand nombre de vaisseaux. On trouve, de plus, disséminées au milieu du stroma, de petites cavités kystiques, tapissées les unes par un épithélium cylindrique, les autres par un épithélium cilié. L'une de ces cavités, de diamètre plus considérable, présente de petites végétations papillaires.

La surface externe du pédicule est revêtue par une couche de cellules cubiques. Cet épithélium a disparu en beaucoup de points, mais on le retrouve constamment au niveau de petites dépressions qui sont assez nombreuses à la surface du pédicule.

5° Coupe d'ensemble d'une petite vésicule.

La coupe comprend le kyste, le pédicule et la portion d. l'ovaire sur lequel il vient s'insérer.

Inclusion à la celloïdine. Coloration : Hématéine — Éosine.

On retrouve ici les mêmes éléments. La cavité du kyste est tapissée par un épithélium polymorphe, tendant à s'aplatir d'une manière générale, à mesure qu'on s'approche de l'extrémité libre de la vésicule. La surface externe du kyste est dépourvue de tout revêtement épithélial dans la presque totalité de son étendue. Mais on y retrouve, au voisinage du pédicule le revêtement de cellules cubiques dont j'ai parlé plus haut (voir fig. 6 C). Ces coupes permettent de constater que cet épithélium, après avoir tapissé le pédicule, va se continuer, sans aucune transition, avec l'épithélium superficiel de l'ovaire.

6° *Coupes en série de fragments prélevés en divers points de la paroi d'un grand kyste.*

Fixation par le sublimé acétique et le liquide de Van Gehuchten.

Inclusion à la paraffine.

Colorations : Hématéine — Éosine ; Hématéine — Van Gieson ; Bleu de Unna ; Kernschwartz.

Ces fragments ont été coupés en série et examinés à un fort grossissement, afin de permettre une étude précise du revêtement épithélial (voir pl. C et D).

L'épithélium se présente sous la forme d'une assise unique de cellules tapissant régulièrement la face interne des kystes, se moulant sur de légères élevures que dessine le tissu conjonctif sous-épithélial, en forme de petites saillies arrondies ; en d'autres points on voit l'épithélium s'enfoncer dans le stroma sous-jacent, formant de petites invaginations d'apparence glandulaire, généralement très courtes et s'arrêtant à peu de distance de la surface. Ces différentes formations s'observent surtout sur des fragments prélevés au voisinage du pédicule, là où la paroi est un peu plus épaisse.

Le revêtement épithélial est formé, principalement, par des cellules cylindriques pourvues, à leur extrémité libre, de cils vibratiles. Le corps cellulaire est formé d'un protoplasma clair et transparent, homogène ; le noyau est ovalaire ou allongé, dirigé parallèlement à l'axe de la cellule et fixe avec énergie les matières colorantes (voir pl. C, fig. 7).

En d'autres points, on constate des modifications profondes dans la forme des cellules ; elles s'aplatissent progressivement, perdent leurs cils vibratiles, deviennent cubiques et se transforment parfois en cellules plates avec un noyau dirigé parallèlement à la surface (voir fig. 8). En quelques points les contours des cellules s'estompent, puis s'effacent, et la paroi kystique apparaît revêtue par une couche continue de protoplasma clair, semé régulièrement de petits noyaux arrondis et fortement colorés. L'épithélium présente à ce niveau un aspect « *syncytioïde* » tout à fait remarquable (voir fig. 12).

Ailleurs, au contraire, les cellules sont plus hautes, pourvues ou non de cils vibratiles, parfois renflées en raquette au niveau de leur extrémité libre. Le noyau est allongé en forme de bâtonnet, fréquemment sinueux.

On voit enfin, de place en place, entre les cellules ciliées des éléments plus clairs, plus volumineux, arrondis, à corps protoplasmique plus abondant dont le noyau, mince et souvent incurvé, est refoulé vers l'une des faces ou vers la base de la cellule. Ce sont des cellules en voie de transformation muqueuse que l'on observe à tous les stades de leur évolution ; on trouve, en certains points, des cellules caliciformes absolument caractéristiques. Ces cellules muqueuses refoulent les cellules ciliées qui les entourent et viennent finalement évacuer leur contenu dans la cavité du kyste (voir fig. 9, 10 et 11).

7° *Coupes pratiquées au niveau de deux petites verrucosités, d'apparence fibreuse, développées à la surface de l'ovaire droit, au voisinage du point d'implantation de la tumeur.*

Inclusion à la paraffine. Coloration : Hématoxyline — Éosine.

Ces verrucosités sont formées par une charpente conjonctive absolument identique, comme structure, au stroma de l'ovaire, avec lequel elle se continue. Leur surface, sinueuse, est tapissée régulièrement par un épithélium cubique qui se continue avec l'épithélium superficiel de l'ovaire. Cet épithélium envoie dans le stroma sous-jacent un certain nombre d'enfoncements en doigt de gant. Dans l'épaisseur même du stroma conjonctif on trouve, suivant les points considérés, une ou plusieurs cavités kystiques, dont quelques-unes sont assez volumineuses pour pouvoir être vues à l'œil nu en examinant les préparations par transparence.

Ces cavités sont tapissées par un épithélium qui présente des grandes variations ; il est formé tantôt de cellules cubiques, tantôt de cellules cylindriques ciliées, tantôt de cellules caliciformes. Ces diverses formes cellulaires se retrouvant parfois associées dans une seule et même cavité kystique. On retrouve, en somme, de variations morphologiques tout à fait comparables à celles que j'ai déjà signalées au niveau de l'épithélium des vésicules du kyste racémeux. Il existait une identité absolue entre les éléments constitutifs de ces deux formes de lésions.

8º *Coupes pratiquées au niveau de l'ovaire gauche* (ovaire. opposé).

Inclusion à la paraffine. Coloration : Hématoxyline —Van Gieson et hématéine-éosine.

L'ovaire est sclérosé. On y retrouve, cependant, un certain nombre de follicules et deux ou trois corps jaunes en régression. Dans les assises superficielles on retrouve de nombreux petits kystes, dont les uns paraissent être des kystes folliculaires, et dont les autres ont une structure absolument identique à celle que j'ai décrite à propos de l'ovaire droit (voir plus haut, 1º).

L'épithélium superficiel n'est conservé qu'en quelques points ; il envoie, dans le stroma sous-jacent, des enfoncements en doigt de gant dont l'épithélium s'aplatit et se dispose, parfois, en plusieurs assises. On trouve, au milieu de cellules cubiques, quelques îlots formés par des cellules ciliées.

VIII

CONCLUSIONS

I. Il existe une variété particulière de kystes ovariques
qui diffère radicalement des kystes multiloculaires classiques, d'une part, par l'absence d'une membrane limitante commune, d'autre part par une configuration extérieure spéciale. Ces tumeurs sont formées par une
agglomération de vésicules distinctes, à parois minces
et transparentes, réunies entre elles par leur pédicule et
formant par leur ensemble une sorte de grappe, d'où le
nom de « *kystes racémeux* » qui leur a été donné par Olshausen et que je propose de leur conserver.

II. Ces kystes sont rares. Ils se développent tantôt
d'un seul côté, tantôt des deux côtés à la fois. Habituellement peu volumineux, ils sont susceptibles, cependant,
d'acquérir de grandes dimensions comme les kystes ovariques habituels.

III. L'ovaire est le plus souvent entièrement détruit
par la tumeur, mais les kystes racémeux peuvent égale-

ment se développer aux dépens d'une surface limitée de l'ovaire, le reste de l'organe restant sensiblement normal.

IV. Au point de vue de leur structure histologique, les vésicules kystiques élémentaires sont constituées par une enveloppe conjonctive, tapissée intérieurement par un épithélium, lequel peut être de type variable. Des variations remarquables peuvent s'observer non seulement dans des poches voisines, mais dans une seule et même cavité kystique.

V. Les kystes racémeux peuvent prendre naissance soit au niveau de l'ovaire, soit à son voisinage, mais en dehors de lui. Dans ce dernier cas, il y a tout lieu d'admettre qu'ils dérivent d'ovaires accessoires, d'éléments aberrants de tissu d'ovarien.

Quant aux kystes à point de départ ovarien, ils n'ont rien de commun avec les kystes folliculaires. Ce sont des kystes par néoformation épithéliale qui dérivent de l'épithélium superficiel. Leur forme spéciale tient sans doute à ce qu'ils se développent au niveau de petites verrucosités fibreuses, de fibro-papillomes insérés à la surface de l'ovaire.

VI. Ces kystes comportent une séméiologie obscure. La consistance molle et la mobilité des vésicules font qu'il est difficile de sentir ces tumeurs par la palpation et de leur assigner des limites précises. Les hystes racémeux constitueront le plus souvent, sans doute, une trouvaille opératoire.

VII. Le pronostic paraît bénin. La récidive ne s'est produite que lorsque l'ablation du kyste a été incomplète.

<hr>

IX

INDEX BIBLIOGRAPHIQUE

1. Aïchel. — Vergleichende Entwickelungsgeschichte und Stammesgeschichte der Nebennieren. *Archiv für mikr. Anat.*, Bd LVI.

2. Alsberg. — Ovarial-und Parovarialcysten. *Arch. für klin. Chir.*, 1882.

3. Amann. — Zur Morphogenese des Müller'schen Ganges und über accessorische Tubenostien. *Archiv für Gyn.*, Bd XLII.

4. Amann. — Ueber die Cysten des Wolff'schen Ganges. *IIᵉ Congrès intern. de gynécologie.* Genève, 1896.

5. Amann. — Das polypöse Kystom des Ovarium. *Monatsschrift für Geb. u. Gyn.*, 1901, Bd XIV, p. 31.

6. Ampt. — Ueber das Parovarium bei Neugeborenen und Erwachsenen. *Inaug. Dissert.* Berlin, 1895.

7. Ampt. — Zur Histologie des Parovarium und der Cysten des Ligamentum latum. *Centralblatt für Gynäk.*, 1895, p. 913.

8. Aschoff. — Ueber die Lage des Paroophoron. *Centralblatt für path. Anat.*, 1899.

9. Ameschott. — Ein seltener Fall von Parovarial-Cyste. *Inaug. Diss.* Freiburg, 1892.

10. Von Babo. — Die intraovarielle Bildung mesonephrischer Adenomyome. *Archiv für Gyn.*, Bd LXI.

11. Von Babo. — Die Kleincystische Degeneration der Ovarien. *Virchow's Archiv*, 1900.

12. Bassini. — Kyste développé aux dépens d'un ovaire surnuméraire. *Centralblatt für Gyn.*, 1889, p. 640.

13. Bauchet. — Anatomie pathologique des kystes de l'ovaire. *Mémoires de l'Acad. de méd.*, 1859, p. 23.

14. Baumgarten. — Zwei Fälle von Abschnürung der Ovarien. *Virchow's Archiv*, Bd XCXVII, p. 18.

15. Baumgarten. — Ein Fall von einfachen Ovarialcystom mit Metastasen. *Virchow's Archiv*, 1884, Bd XCVII, p. 1.

16. Beigel. — Path. Anat. der weiblichen Unfruchtbarkeit. Braunschweig, 1878

17. Betschmann. — Ueber ein fibro-epitheliales traubiges Papillom des Ovarium und seine Beziehungen zu Keimepithelcysten. *Inaug. Dissert.* Zürich, 1902.

18. Bleckwenn. — Ueber die cysten des Lig. latum. *Inaug. Diss.* Göttingen, 1878.

19. Boettcher. — Beobachtungen über die Entwickelung multiloculären Eierstokscysten. *Virchow's Archiv*, Bd XLIX, p. 319.

20. Brodowski. — Zahlreiche mit Flimmerepithel auskleidete Cysten der Eierstöcke. *Virchow's Archiv*, Bd XLVII.

21. Bulius. — Zur Genese der uniloculären Eirstockcysten. *Zeitschrift für G. u. G.*, Bd XV, p. 382.

22. Bulius. — Die kleincystische Degeneration der Ovarien. *Fetschrift für Hegar.* Stuttgart, 1889, p. 189.

23. Burckhard. — Zur Genese der multiloculären Ovarialcystome. *Virchow's Archiv*, 1896, Bd CXLIV.

24. Cavalié. — Anomalie de l'ovaire, ovaire double. *Bull. de la Soc. anat. de Paris*, 1901, p. 43.

25. Cazeaux. — Des kystes de l'ovaire. *Thèse d'agrégation*, 1866.

26. Chalot. — Kyste racémeux ou en grappe de l'ovaire. *Comptes rendus du VII⁰ Congrès français de chirurgie*. Paris, 1893, p. 359.

27. Chiari. — Seltener Ovarialbefund. *Wiener med. Wochenschr.* 1884, n° 61.

28. Coblenz. — Die papillären Adenokystomformen im Bereiche

der weiblichen Sexualorgane und ihre Behandlung. *Zeit-schrift für G. u. G.*, Bd VII, p. 14.

29. COBLENZ. — Zur Genese und Entwickelung von Kystomen im Bereiche der inneren weiblichen Genitalien. *Virchow's Archiv*, Bd LXXXIV, 1881.

30. COHN. — *Gesellschaft für G. u. G. zu Berlin*, 28 janvier 1887, in *Centralblatt für Gyn.*, 1887, p. 179.

31. CRUVEILHIER. — Anat. path. du corps humain. Paris, 1830-1842.

32. CORNIL et RANVIER. — Traité d'anatomie pathologique.

33. DUVAL (M.). — Ovaire, in *Dictionnaire Jaccoud*, t. XXV, p. 462.

34. EASTES. — Microscopical preparations illustrating certain morbid conditions of the ovary including Papilloma, carcinoma and cystic disease. *The Lancet*, 1 feb. 1902.

35. ENGSTRÖM. — Ueberzählige Ovarien. *Monatsschrift für G. u. G.*, 1896, Bd. III.

36. FALK. — Ueberzählige Eileiter und Eierstöcke. *Berlin. klin. Wochenschr.*, 1891, n° 44.

37. FERNBACH. — Ueber die Genese der Eierstockscysten. *Inaug. Dissert.* Breslau, 1869.

38. FERRONI. — Contributo allo studio dei liquidi cistici dell'ovaio. *Annali di ost. e gin.*, 1900, p. 439.

39. FISCHEL. — Ueber Parovarialcysten und parovarielle Kystome. *Archiv für Gyn.*, 1879, Bd XV.

40. FLAISCHLEN. — Zur Lehre von der Entwickelung der papillären Kystome oder multiloculären Flimmerepithelkystome der Ovarien. *Zeitschrift für G. u. G.*, 1881, Bd VI.

41. FLAISCHLEN. — Zur Pathologie des Ovarium. *Zeitschrift für G. u. G.*, Bd VII, 1882.

42. FOLLIN. — Recherches sur le corps de Wolff. *Thèse*, Paris, 1850.

43. FOX (Wilson). — On the origin, structure and mode of development of the cystic tumours of the ovary. *Méd. Chir. Transact.*, 1864, vol. 47, p. 254.

44. Franqué (V.). — Ueber Urnierenreste im Ovarium, zugleich Beitrag zur Genese der cystoïden Gebilde in der Umgebung der Tuba. *Zeitschrift für G. und Gyn.*, Bd XXXIX, 113.

45. Franqué (Von). — Ueber die Urnierenreste im Ovarium. *Zeitschrift für G. u. G.*

46. Franz. — Ein Fall von Dermoïd eines Eierstockes und Dermoïd eines dritten Eierstocks. *Monatsschrift für G. u. G.*, 1898, Bd VIII, p. 39.

47. Fritsch. — Die Krankheiten der Frauen.

48. Gaillard (Thomas). — A practical treatise of the diseases of women. 6° Ed. by P. F. Mundé. London, 1891, p. 646.

49. Galabin. — Papillomatous cyst of an accessory ovary. *Transact. of the. obst. Soc. of London*, 6 nov. 1901.

50. Gebhard. — Pathologische Anatomie der weiblichen Sexualorgane.

51. Girard. — Des kystes du parovaire. *Thèse*, Paris, 1894.

52. Grohe. — Ueber Bau und Wachsthum des menschlichen Eierstockes und über einige Störungen desselben. *Virchow's Archiv*, Bd XXVI.

53. Grohe. — Uterus mit drei Ovarien. *Monatsschrift für Geburtsk. und Frauenkrankh.*, Bd XXIII, p. 67.

54. Gsell. — Ueber ein intraligamentär entwickelter Teratoma, etc. *Archiv für Gyn.*, 1896, Bd LI.

55. Gusserow. — Ueber Cysten des breiten Mutterbandes. *Archiv für Gyn.*, Bd IX et Bd X.

56. Hellier et Smith. — Multilocular cystic tumour growing from region of ovary; abdominal section; recovery. *The Journ. of obst. and gyn. of the brit. Empire*, 1902, vol. II, n° 2 (Août), p. 124.

57. Hofmeier. — Manuel de gynécologie opératoire. Traduction Lauwers. Paris, 1889.

58. Jayle et Bender. — Les kystes racémeux de l'ovaire. *Revue de gyn. et de chir. abd.*, 1903, n° 5, p. 755.

59. Jones. — The origin of ovarian cysts. *American Journ. of obst.*, 1900, vol. 42, p. 519.

60. Kahlden (Von). — Ueber die kleincystische Degeneration der Ovarien mit besonderer Berücksichtigung des sogen. Hydrops folliculi. *Beiträge zur path. Anat. und allg. Path.*, Bd XXX, H. 1.

61. Kehrer. — Beitrag zu den glandulären Ovarialtumoren und zur Hydrocele feminina. *Beiträge zur Geb. u. Gyn.*, 1901, Bd IV.

62. Howard A. Kelly. — Maladies des ovaires et des trompes, in *Cyclopaedia of the diseases of children*, 1899, vol. V, p. 907.

63. Killian. — Zur Anatomie der Parovarialcysten. *Archiv für Gyn.*, Bd XXVI, p. 460.

64. Klebs. — Missbildungen der Ovarien, in *Handbuch. der path. Anatomie.* Berlin, 1873.

65. Klebs. — Zwei Präparate von weiblichen Sexualorganen. *Monatsschrift für Geburtskunde und Frauenkrankheiten*, Bd XXIII, p. 465.

66. Kleinwächter. — Zum Kapitel Parovarialcysten. *Zeitschrift für G. u. G.*, 1899, Bd XLI, p. 396.

67. Klob. — Pathologische Anatomie der weiblichen Sexualorgane. Wien, 1864.

68. Kœberlé. — Kystes de l'ovaire, in Jaccoud. *Nouveau Dictionnaire de médecine et de chirurgie pratiques*, 1878, t. XXV, p. 513.

69. Kossmann. — Anatomie und Pathologie des Nebeneierstockes, in A. Martin. Die Krankheiten der Eierstöcke.

70. Kossmann. — Zur Pathologie der Urnierenreste des Weibes. *Monatsschrift für G. u. G.*, Bd I, H. 2, p. 210.

71. Krönig. — Ein retroperitoneal gelegener voluminöses Polycystom entstanden aus Resten des Wolff'schen Körpers. *Beiträge zur G. u. G.*, 1901, IV, 61.

72. Kworostansky. — Zur Aetiologie der epithelialen Eierstocksgeschwülste und Teratome. *Arch. für Gyn.*, Bd LVII, p. 1.

73. Ladabie-Lagrave et Legueu. — Traité méd. chir. de gynécologie, 2ᵉ édit. Paris, 1901, p. 269.

74. Laughans. — Ueber die Drüsenschläuche des menschlichen
Ovarium. *Virchow's Archiv*, Bd XXXVIII.

75. Limnell. — Anatomie der Ovarialtumoren. *Archiv. für Gyn.*,
1901, Bd LXIII.

76. Lodi. — Sopra un caso di germo aberranti delle capsule sur-
renali nelle ovaie. *La Clin. chir.* Milano, 1901, n° 9, p. 136.

77. Lücke et Klebs. — Beiträge zur Ovariotomie und zur Kenntniss der Abdominalgeschwülste. *Virchow's Archiv*, Bd XLI.

78. Malassez et de Sinéty. — Sur l'anatomie des kystes de
l'ovaire. *Bull. de la Soc. anat. de Paris*, 1876, p. 540.

79. Malassez et de Sinéty. — Sur la structure, l'origine et le
développement des kystes de l'ovaire. *Archives de physiol.*,
1878, 1879, 1880.

80. Marchand. — Beiträge zur Kenntniss der Ovarialtumoren.
Abhandlungen der Naturforscher Gesellschaft zu Halle,
Bd XIV, 1879.

81. Martin (A.). — Die Krankheiten der Ovarien. Leipzig, 1899.

82. Mayweg. — Die Entwickelungsgeschichte der Cystengesch-
wülste des Eierstocks. *Thèse*, Bonn, 1868.

83. Meyer. — Accessorische Nebennieren im Lig. latum, *Zeitschrift f. G. u. G.*, Bd XXXVIII, p. 316.

84. Meyer. — Die subserösen Epithelknötchen an Tuben, Lig.
latum, Hoden und Nebenhoden. *Virchow's Archiv*, Bd
CLXXI, p. 443.

85. Nagel. — Beitrag zur Anatomie gesunder und kranker Ovarien. *Archiv für Gyn.*, 1887, Bd XXXI.

86. Nagel. — Beitrag zur Genese der epithelialen Eirstocksgesch-
wülste. *Archiv für Gyn.*, 1888, Bd XXXIII.

87. Neumann. — Dermoïdcyste eines überzähligen Eierstocks mit
maligner Degeneration der Cystenwand. *Archiv für Gyn.*,
1899, Bd LVIII, p. 185.

88. Odebrecht. — Traubenmolenähnliche Ovarialgeschwülste.
Zeitschrift für G. u. G., 1894, Bd XXXI, p. 185.

89. Olshausen. — Ueber eine eigenthümliche, art ovarieller Kystome. *Centralblatt für Gyn.*, 1884, n° 43, p. 673.

90. Olshausen. — Die Krankheiten der Ovarien. *Deutsche Chirurgie*, Lief. LVIII.

91. Peham. — Aus accessorischen Nebennierenanlagen entstandene Ovarialtumoren. *Monatsschrift für G. u. G.*, Bd X, p. 685.

92. Peters. — Die Urniere in ihrer Beziehung zur Gynäkologie. *Volkmann's Sammlung klinischer Vorträge*, n° 195.

93. Pfannenstiel. — Die Genese der Flimmerepithelgeschwülste des Eierstocks. *Archiv für Gyn.*, Bd XL, p. 363.

94. Pfannenstiel. — Ueber die Pseudomucine der cystischen Ovarialgeschwülste. *Archiv für Gyn.*, Bd XXXVIII, p. 407.

95. Pfannenstiel. — Die Erkrankungen des Eierstocks und des Nebeneierstocks, in J. Veit. *Handbuch der Gynäkologie*, Bd III.

96. Pick. — Die Marchand's Nebennieren und ihre Neoplasmen nebst Untersuchungen über Glykogenreiche Eierstockgeschwülste. *Archiv für Gyn.*, Bd LXIV, p. 670.

97. Pozzi. — Traité de gynécologie, 3e éd. Paris, 1897, p. 775.

98. Pozzi et Beaussenat. — Contribution à la pathogénie et à l'anatomie pathologique des kystes de l'ovaire. *Rev. de gyn. et de chir. abd.*, 1897, n° 2, p. 245.

99. Puech. — Des ovaires et de leurs anomalies. Paris, 1873.

100. Quénu. — Anatomie pathologique des kystes non dermoïdes de l'ovaire. *Thèse*, Paris, 1881.

101. Rabl. — Beiträge zur Histologie des Eierstocks. *Anatomische Hefte*, 1898, XI, p. 109.

102. Raimondi. — Les kystes du ligament large. *Thèse*, Paris, 1897.

103. Rieffel. — Anatomie des organes génitaux de la femme. Traité d'anatomie humaine de P. Poirier et Charpy, t. V.

104. Ruppolt. — Zur Kenntniss überzähliger Ovarien. *Archiv für Gyn.*, 1894, Bd XLVII.

105. Schantz. — Vier Fälle von accessorischen Ovarien. *Inaug. Dissert.* Kiel, 1890.

106. Schickele. — Ueber die Herkunft der Cysten der weiblichen

Adnexe, ihrer Anhangsgebilde und der Adenomyome des
lateralen Tubenabschnittes. *Virchow's Archiv*, 1902, Bd
CLXIX, p.   .

107. Schröder-Hofmeier. — Handbuch der Krankheiten der
weiblichen Geschlechtsorgane.

108. Sippel. — Drei Ovarien, Dermoïd der beiden rechts gelegenen. *Centralblatt für Gyn.*, 1889, p. 315.

109. Slaviansky. — Filaments glandulaires trouvés dans l'ovaire
d'une femme adulte. *Bull. de la Soc. anat. de Paris*, 1873.

110. Spiegelberg. — Drüsenschläuche im fötalen Menschlichen
Eierstocke. *Virchow's Archiv*, 1864, Bd XXX.

111. Steffeck. — Zur Entschung der epithelialen Eierstocksgeschwülste. *Zeitschrift für G. u. G.*, 1890, Bd XIX.

112. Stolz. — Beitrag zu den Geschwülsten der überzähligen.
Eierstöcke. *Beiträge zur G. u. G.*, 1900, Bd III.

113. Stratz. — Zur Histogenese der epithelialen Eierstocksgeschwülste. *Zeitschrift für G. u. G.*, 1893, Bd XXVI,
p. 1.

114. Stratz. — Gynäkologische Anatomie. Die Geschwülste der
Eierstöcke. Berlin, 1894.

115. Thumim. — Ueberzählige Eierstöcke. *Archiv für Gyn.*, 1898,
Bd LVI, p. 342.

116. Tourneux. — L'organe de Rosenmüller et le Parovarium
chez les mammifères. *Journal de l'anat. et de la phys.*,
1888.

117. Traina. — Sugli innesti di tessuto embrionali nell'ovaio e
sulla produzione delle ciste ovariche ; ricerche sperimen-
tali. *Giorn. della R. Acad. di med. di Torino*, 1901,
n° 4, p. 305.

118. Traina. — Transplantationen von Embryonalgeweben im
Ovarium und Bildung von Ovarialcysten. *Centralbl. f.
allg. Path. u. path. Anat.*, 1902, p. 49.

119. Vassmer. — Ueber Adenom = und Cystadenombildung
mesonephrischer Herkunft im Ovarium und Uterus. *Archiv
für Gyn.*, Bd XLIV, p. 78.

120. VEIT. — Traubenförmiger Ovarialtumor. *Centralblatt für Gyn.*, 1894, p. 1306.

121. VON VELITS. — Beiträge zur Histologie und Genese der Flimmerpapillärkystome. *Archiv für Gyn.*, 1889, Bd XVII, p. 232.

122. VIAULT. — Le corps de Wolff. *Thèse d'agrégation*, Paris, 1880.

123. VIERARM. — Ein Fall im kystomatöser Entartung eines normalen und accessorischen Ovariums, 1892.

124. WALDEYER. — Die epithelialen Eierstocksgeschwülste insbesonders die Kystome *Arch. für Gyn.*, 1870, Bd I, p. 262.

125. WALTHARD. — Zur Aetiologie der Ovarialadenome. *Zeitschr. für G. u. G.*, Bd XLIX, p. 2.

126. WERTH. — Demonstration dreier eigenthümlicher durch Laparotomie gewonnener Parovarialcysten. *Physiol. Verein in Kiel*, 20 mai 1895 ; in *Münchner med. Wochenschrift*, 1895, p. 765.

127. WILMS. — Ueber die Dermoïdcysten und Teratome mit besonderer Berücksichtigung der Dermoïde der Ovarien. *Deutsches Archiv für Klin. Med.*, 1895, Bd LV *(Festschr. für Zenker)*.

128. WINCKEL (V.). — Lehrbuch der Frauenkrankheiten, 2ᵉ éd. Leipzig, 1890, p. 487.

129. WINKLER. — Eine Ovariotomia triplex bei Ueberzahl der Ovarien. *Archiv für Gyn.*, Bd XIII, p. 276.

130. WOLFF (Bruno). — Beiträge zur path. Histologie der Ovarien mit besonderer Berücksichtigung der Ovarialcysten. *Virchow's Archiv*, Bd CLXVI.

131. WÜLFING. — Zur Pathologie der Geschwulstbildung im weiblichen Geschlechtsapparat. *Zeitschrift für G. u. G.*, Bd XLIV.

132. ZIEGLER. — Traité d'anat. path.

TABLE DES MATIÈRES

CHARTRES. — IMPRIMERIE DURAND, RUE FULBERT.

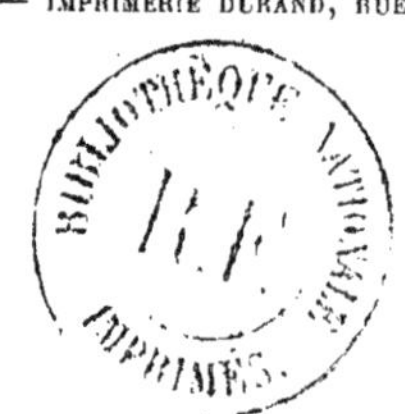

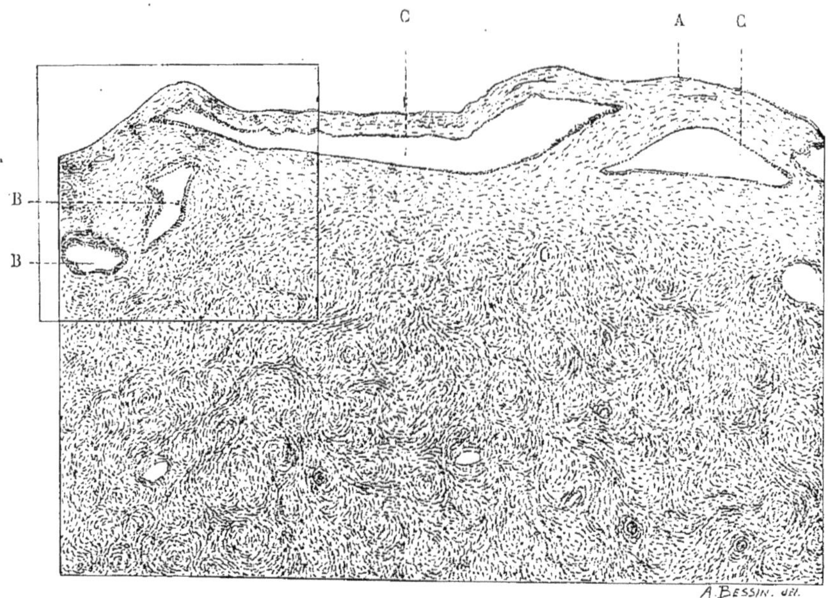

Figure 1. — Coupe de l'ovaire droit à 2 centimètres du point d'implantation du pédicule de la tumeur. (Dumaige. Obj. 0. Ocul. 4.)

A, Epithélium superficiel de l'ovaire, B, Petites cavités kystiques tapissées par un épithélium cubique; C, Cavités kystiques plus grandes avec épithélium aplati par places.

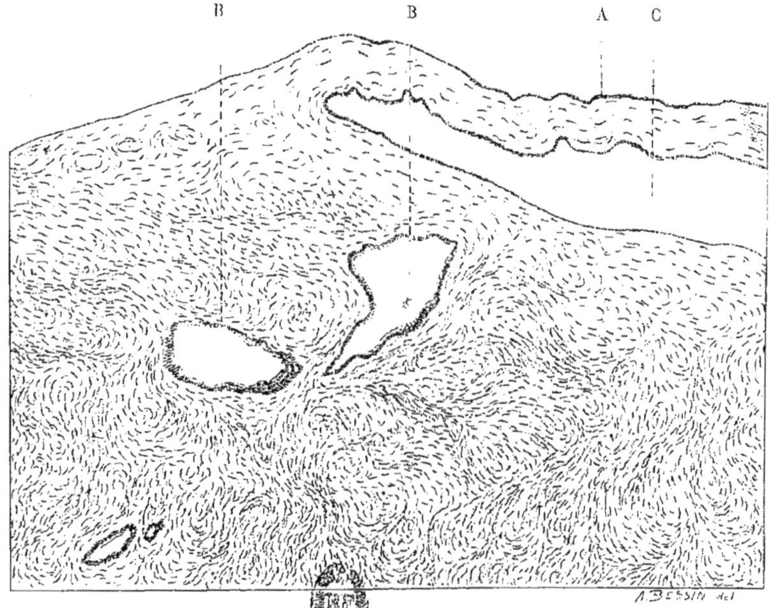

Figure 2. — Partie encadrée de la figure 1. (Dumaige. Obj. 4. Ocul. 2.)

Même légende que dans la figure 1.

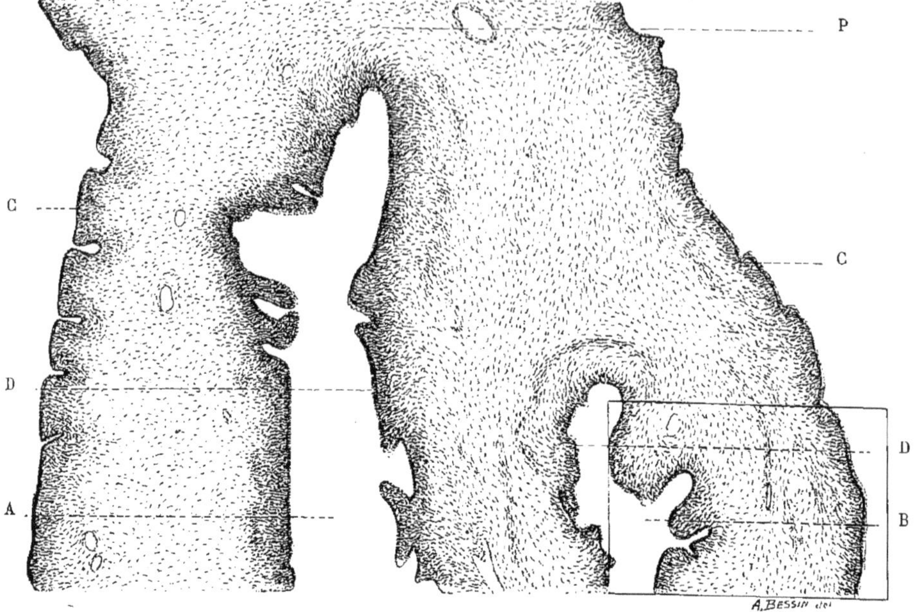

Fig. 3. — Coupe du pédicule de deux vésicules kystiques accolées à leur base. (Dumaige. Obj. 0. Ocul. 4.)

A et B, Cavité des deux vésicules voisines ; C, Epithélium tapissant la face externe du pédicule et des kystes et se continuant avec l'épithélium superficiel de l'ovaire ; D, Epithélium tapissant la cavité des vésicules ; P, Stroma conjonctif du pédicule.

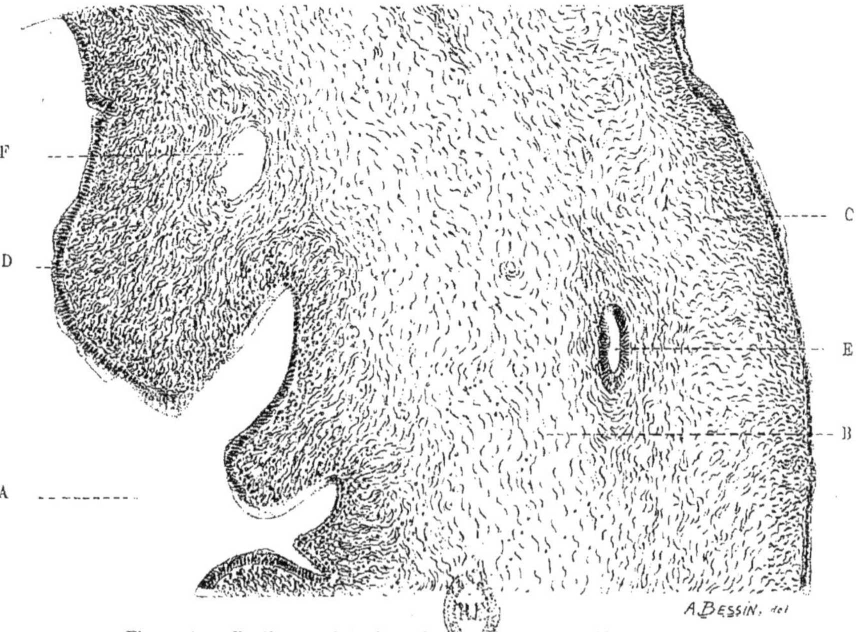

Figure 4. — Partie encadrée de la figure 3. (Dumaige. Obj. 4. Ocul. 2.)

A, Cavité de la vésicule ; B, Paroi conjonctive ; C, Epithélium superficiel ; D. Epithélium tapissant la

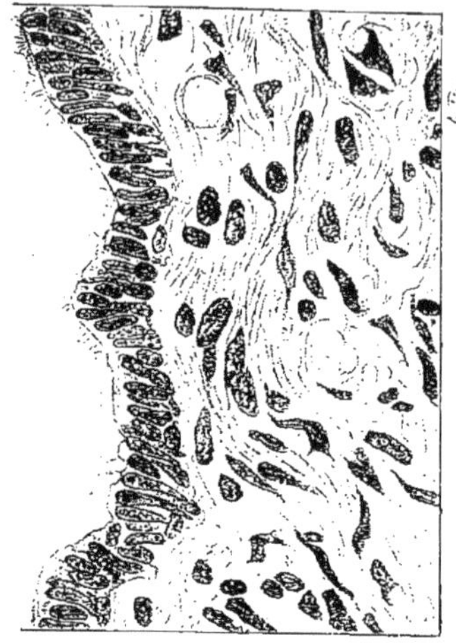 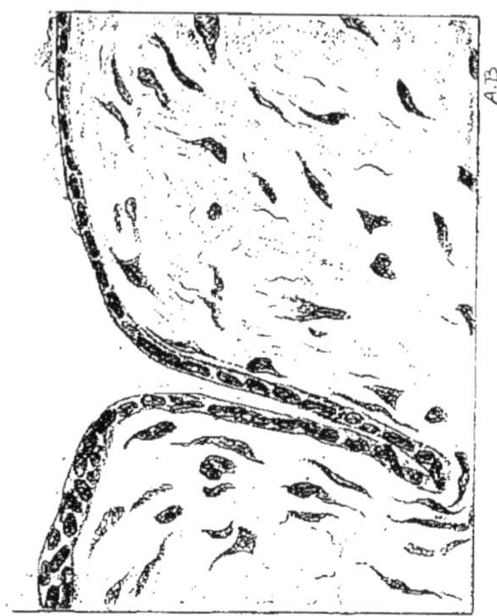

Figure 5.   Figure 6.

Figure 5. — Épithélium tapissant la cavité d'un vésicule kystique. Épithélium cylindrique à cils vibratiles. (Dumaige. Obj. Immersion 1/12. Ocul. 2.)

Figure 6. — Un autre point de la même préparation, montrant l'aplatissement de l'épithélium et un enfoncement épithélial dans le stroma conjonctif sous-jacent. (Dumaige Immersion 1/12. Ocul. 2.)

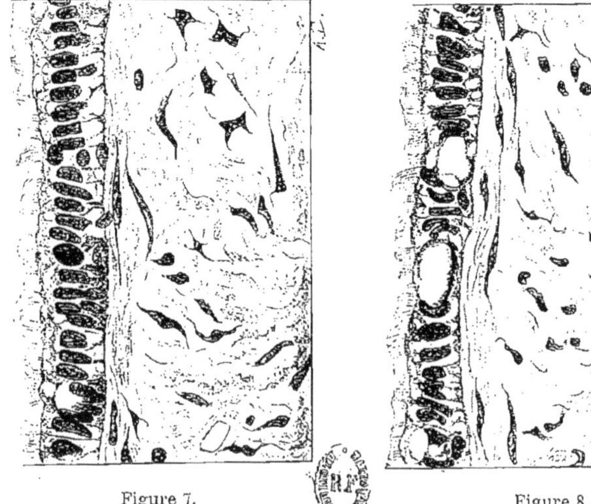

Figure 7.   Figure 8.

Figure 7. — Même préparation. Épithélium cilié. Cellules en voie de transformation muqueuse. (Dumaige. Immersion 1/12. Ocul. 2.)

Figure 8. — Même préparation. Cellules muqueuses claires intercalées entre les cellules ciliées. (Dumaige. Immersion 1/12. Ocul. 2.)

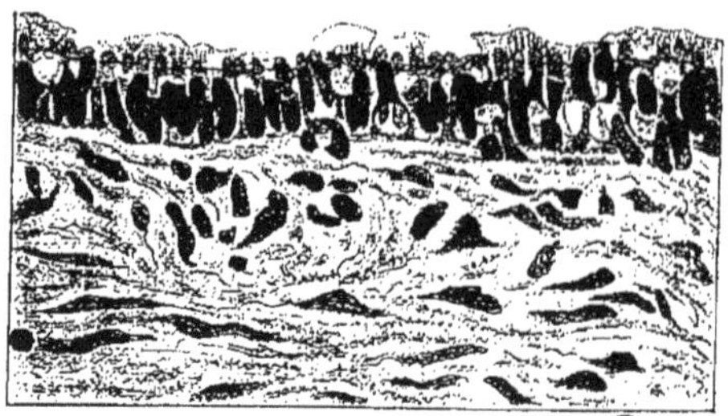
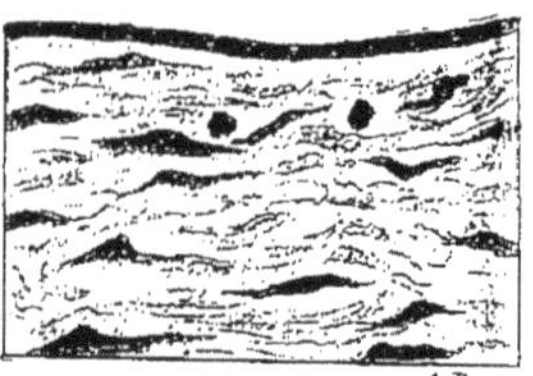

Figure 9.   Figure 10.

Figure 9. — Même préparation. Cellules muqueuses claires intercalées entre les cellules ciliées. (Dumaige. Immersion 1/12. Ocul. 2.)

Figure 10. — Aplatissement de l'épithélium. Épithélium à type : « syncytioïde ». (Dumaige. Immersion 1/12. Oc. 2.)

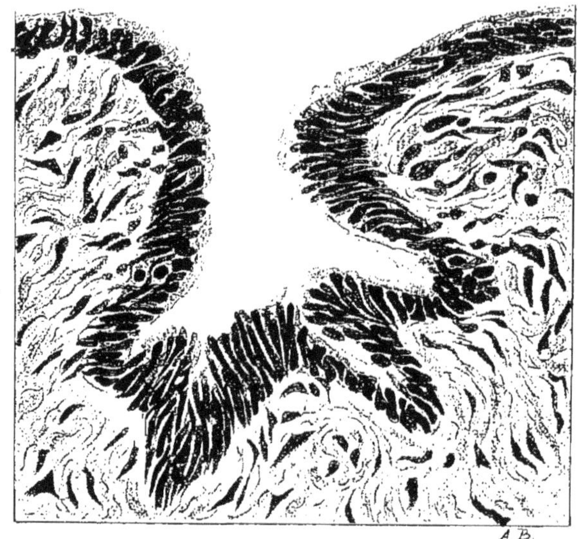

Figure 11. — La paroi d'un kyste au niveau d'un enfoncement épithélial. Cellules très allongées à noyau mince et sinueux. (Dumaige. Immersion 1/12. Oc. 2.)

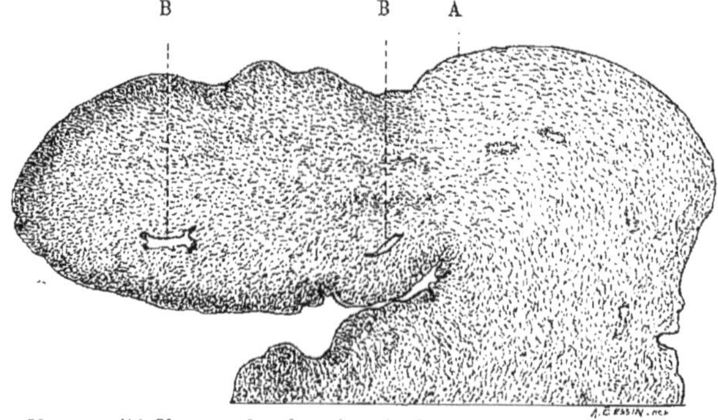

Fig. 12. — Verrucosité fibreuse développée près du pédicule. (Dumaige. Obj. 0. Ocul. 2.)

A, Epithélium de revêtement; B, B, Petites formations épithéliales développées dans la profondeur.

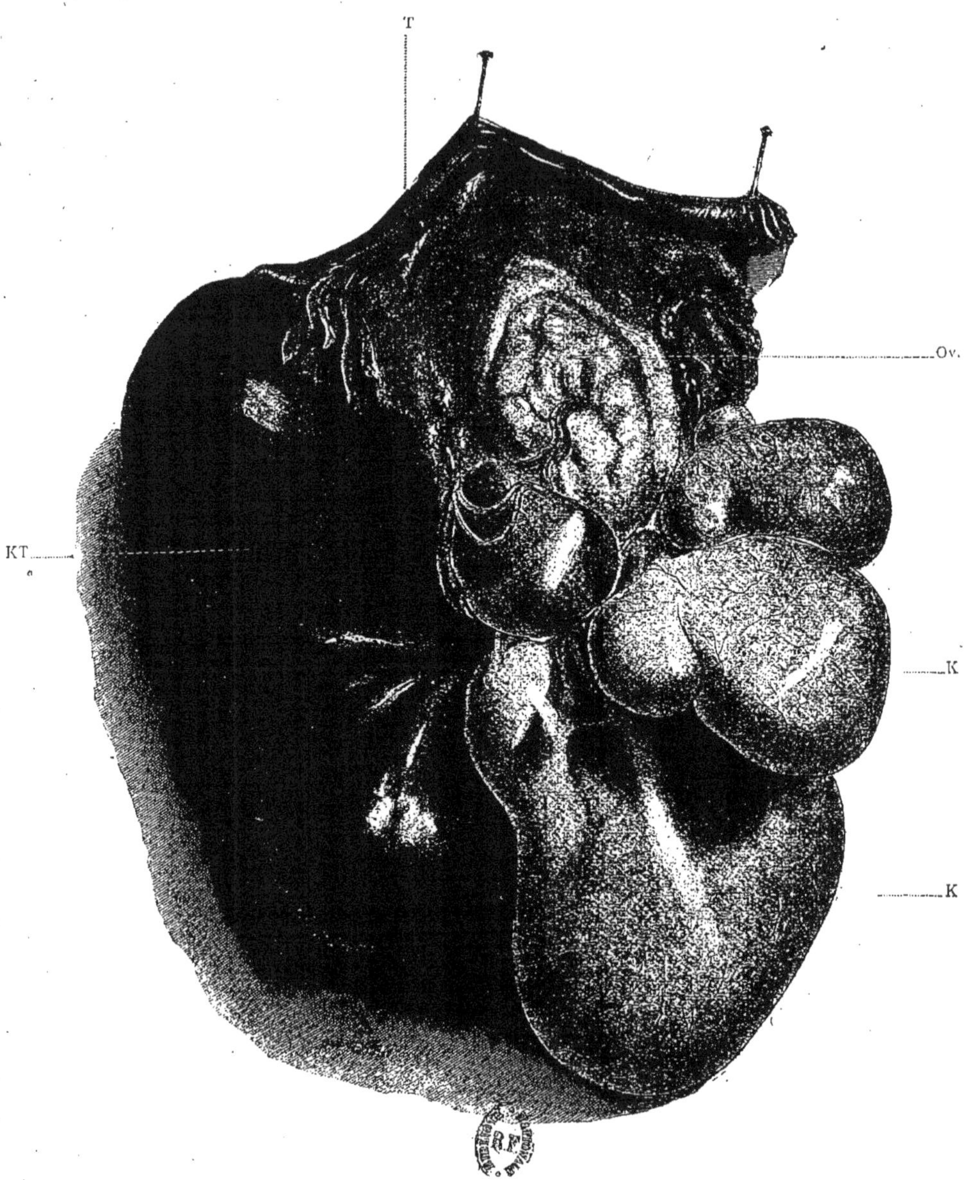

Kyste racémeux de l'ovaire droit. (Observation personnelle.)

Ov, Ovaire; T, Trompe; K, Vésicules kystiques; KT, Cavité kystique, plus volumineuse dont le pédicule s'était tordu
et dans laquelle s'était faite une hémorragie intra-kystique.